U0315262

父母必读
养育系列图书

邓辉奶奶讲给孩子的第一本护牙书

邓辉 著

北京出版集团
北京出版社

图书在版编目（CIP）数据

邓辉奶奶讲给孩子的第一本护牙书 / 邓辉著. — 北京：北京出版社，2020.6

ISBN 978-7-200-15595-2

Ⅰ. ①邓… Ⅱ. ①邓… Ⅲ. ①儿童—牙—保健—普及读物 Ⅳ. ①R788-49

中国版本图书馆CIP数据核字（2020）第092265号

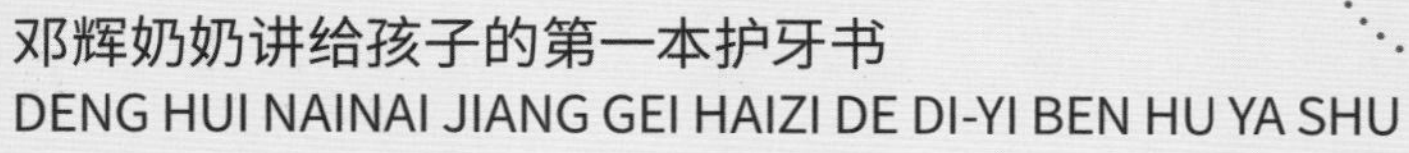

邓辉奶奶讲给孩子的第一本护牙书

DENG HUI NAINAI JIANG GEI HAIZI DE DI-YI BEN HU YA SHU

邓辉　著

出　版　北京出版集团
　　　　北 京 出 版 社
地　址　北京北三环中路6号
邮　编　100120
网　址　www.bph.com.cn
总发行　北京出版集团
经　销　新华书店
印　刷　北京瑞禾彩色印刷有限公司
版印次　2020年6月第1版　　2020年6月第1次印刷
开　本　710毫米×1000毫米　1/16
印　张　5.5
字　数　45千字
书　号　ISBN 978-7-200-15595-2
定　价　48.00元

推荐序

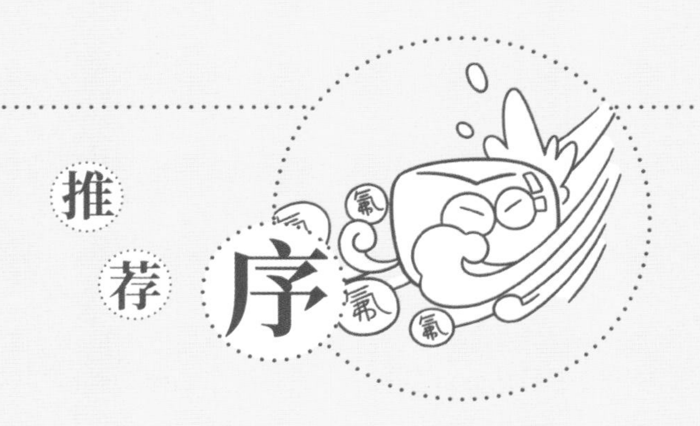

口腔疾病特别是龋病、牙周病正在严重危害大众的身体健康。第四次全国口腔健康流行病学调查结果表明，我国学龄前儿童的患龋率明显上升，这不得不引起我们的高度重视。儿童的龋病特别是学龄前儿童的乳牙龋常常容易被忽视，很多人都以为孩子早晚要换牙，乳牙龋坏没有关系，因此既不重视预防也不重视治疗。客观地说，极其普遍的口腔疾病仅仅依靠治疗是永远治不完的，我们必须以预防为主，积极开展大众口腔健康教育，提高大众的口腔健康素养，让每一个人都掌握基本的口腔卫生知识，养成良好的口腔卫生习惯，从而降低口腔疾病的发病率。口腔医学工作者需要承担起向大众进行口腔健康教育、普及口腔健康知识的职责。因此，重视科普、做好科普应该是我们每一位口腔医学工作者的责任与义务。

由我国知名儿童口腔医学专家、北京大学口腔医学院儿童口腔科的老主任邓辉教授撰写的这本儿童科普读物《邓辉奶奶讲给孩子的第一本护牙书》非常适合儿童及儿童家长阅读，书中语言简洁明了、通俗易懂，配上一系列精心绘制的插图。我相信一定会引起儿童阅读的兴趣。

我们常说口腔健康要从娃娃抓起，但是做好这件事并不容易。已属耄耋之年的邓辉教授，仍然在为我国儿童口腔健康水平的提高贡献自己的力量，利用各种与国内外同行交流的机会，搜集、整理既有科学性又适合儿童阅读的素材，出版了这本精美的科普读物，这很让人感动，也值得我们年轻一代的口腔医学工作者学习。感谢邓教授！

我相信这本科普读物的出版一定会助力我国儿童口腔健康水平的提升，为“健康中国”“健康口腔”做出贡献！

中华口腔医学会名誉会长
中国科学技术协会荣誉委员

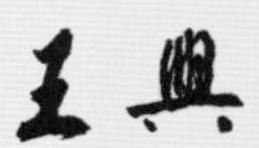

2020 年 5 月 12 日于北京

序

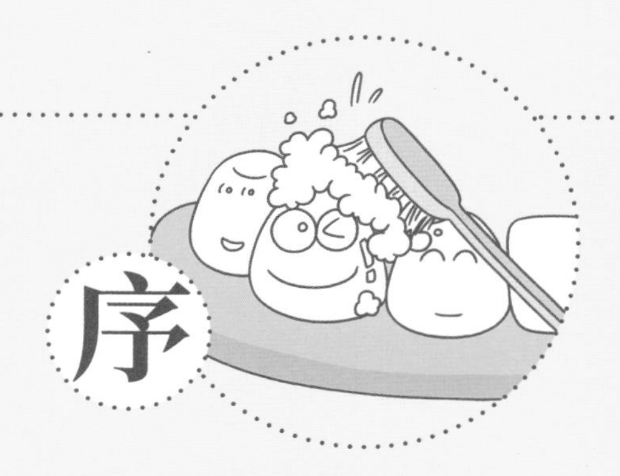

儿童口腔健康是我们健康中国大业的重要组成部分。我国有**3 亿多**儿童，但目前仅有 2400 多名儿童口腔专业医生。2015 年第四次全国口腔健康流行病学调查结果较 10 年前 5 岁儿童患龋率上升了 7.8%，12 岁儿童患龋率上升了 5.8%。

口腔健康不仅有利于完善口腔功能的行使——吸吮、咀嚼、吞咽，感受食物冷、热、软、硬，能说话，能感受喜、怒、哀、乐的表情，还有利于维护面部的完整及美丽容颜。

口腔是面部暴露的部分，口腔、唇、牙齿、龈的完整无缺陷，是维护面部完美的基础，是面部颜值高雅的要素。此外，塑造甜美的微笑，不仅有利于促进人们交往，也将是社交礼仪中的重要条件。

维护儿童口腔健康是父母、其他监护人、口腔保健工作者及儿牙医生重要的职责。

北京大学口腔医学院
知名儿童口腔医学专家　邓辉

2020 年 5 月 10 日于北京

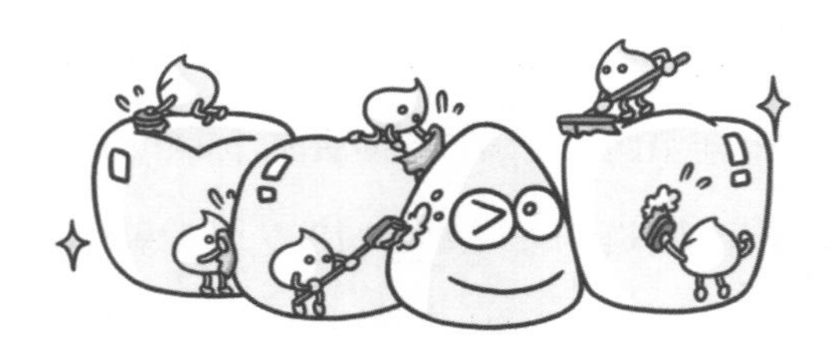

目录

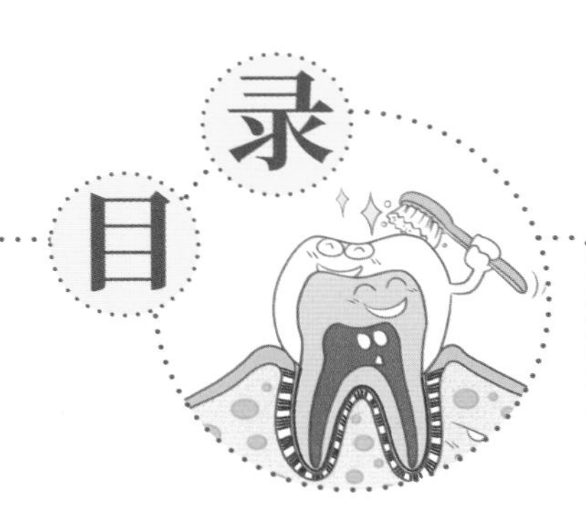

第一章

说说我们的牙齿

第二章

牙齿的发育：从乳牙到恒牙

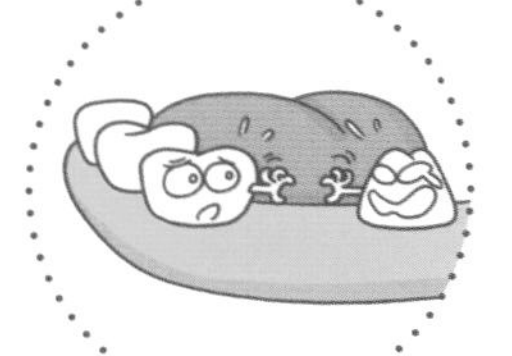

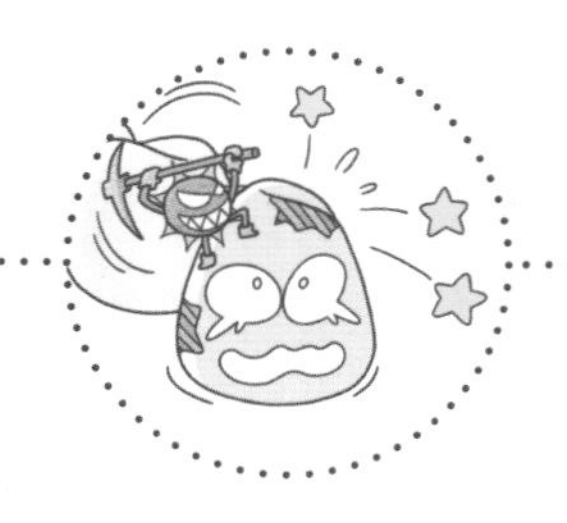

第三章

预防龋齿

第四章

正确刷牙，最有效的防龋方法

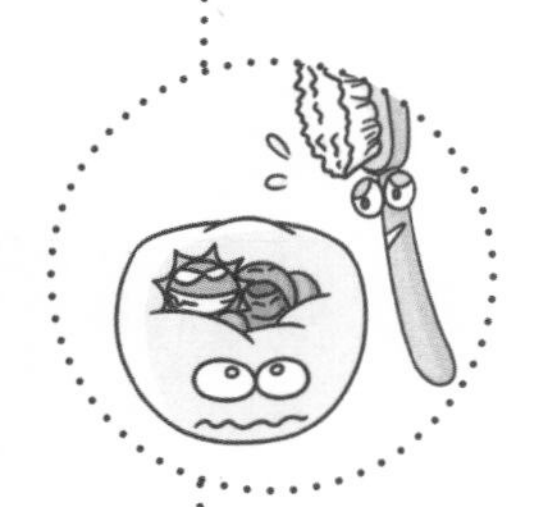

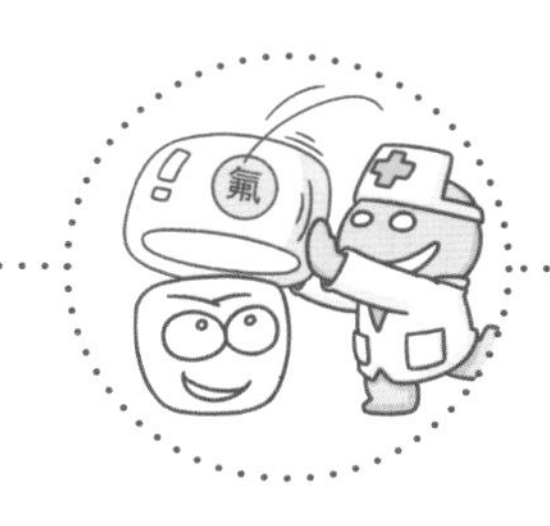

第五章

保护牙齿，还能怎么做？

第六章

牙外伤的紧急应对和防护措施

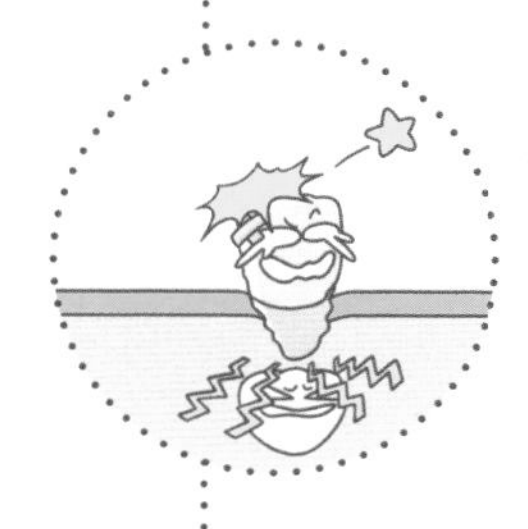

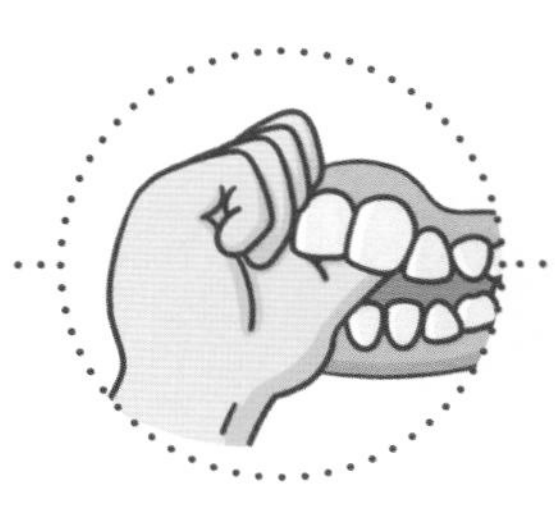

第七章

牙齿排列不齐

第八章

定期看牙医

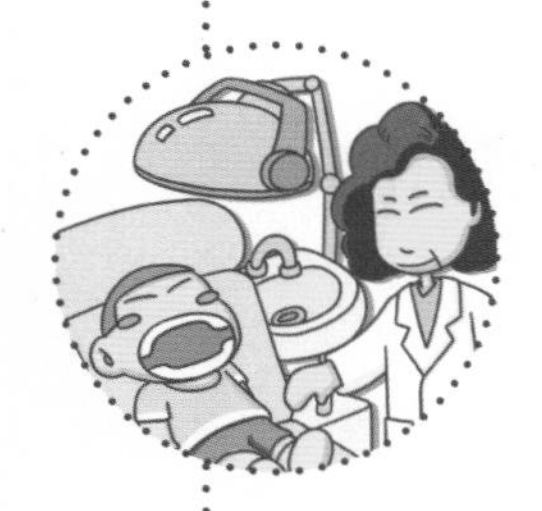

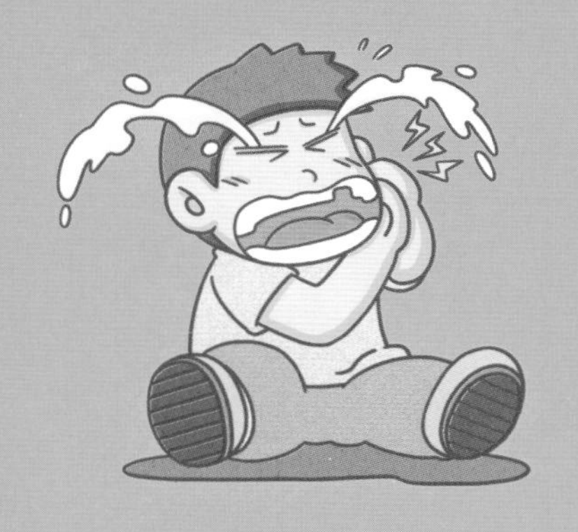

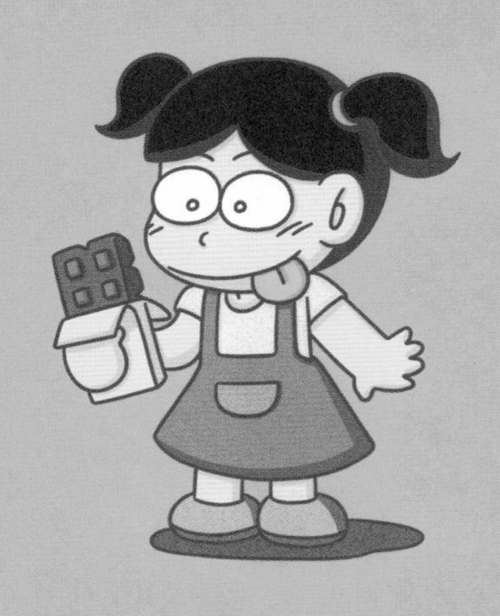

第一章

说说我们的牙齿

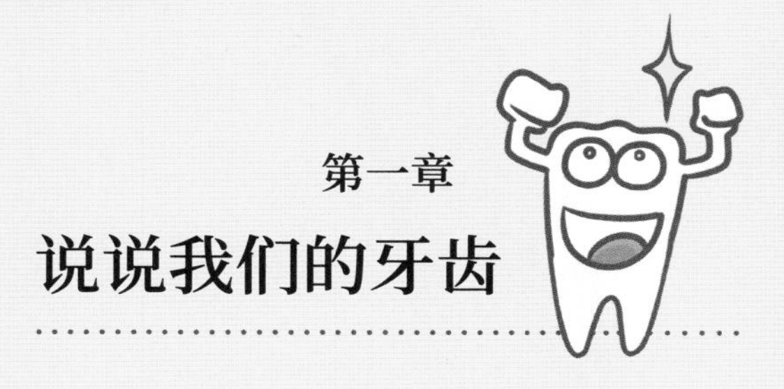

牙齿的分类

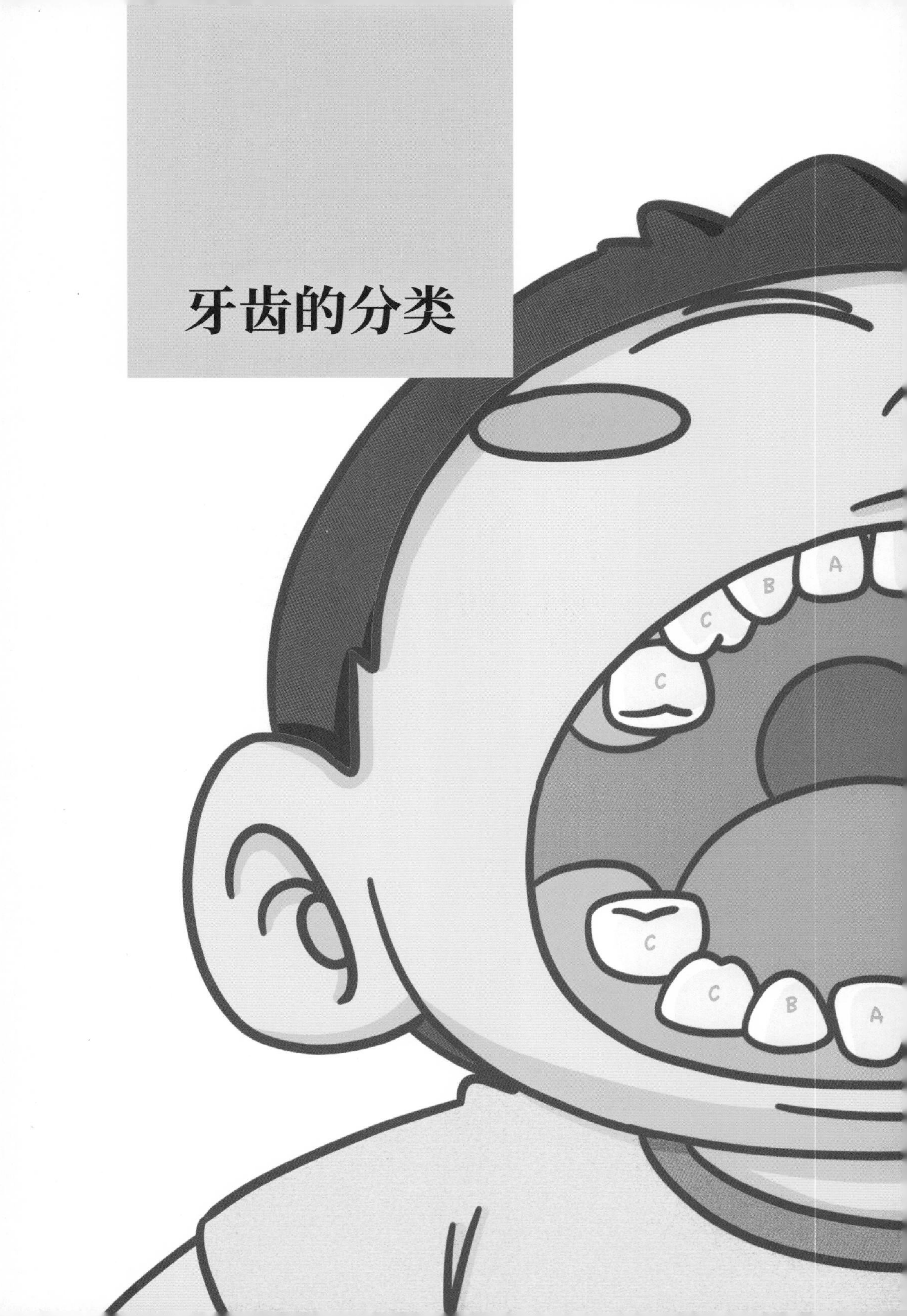

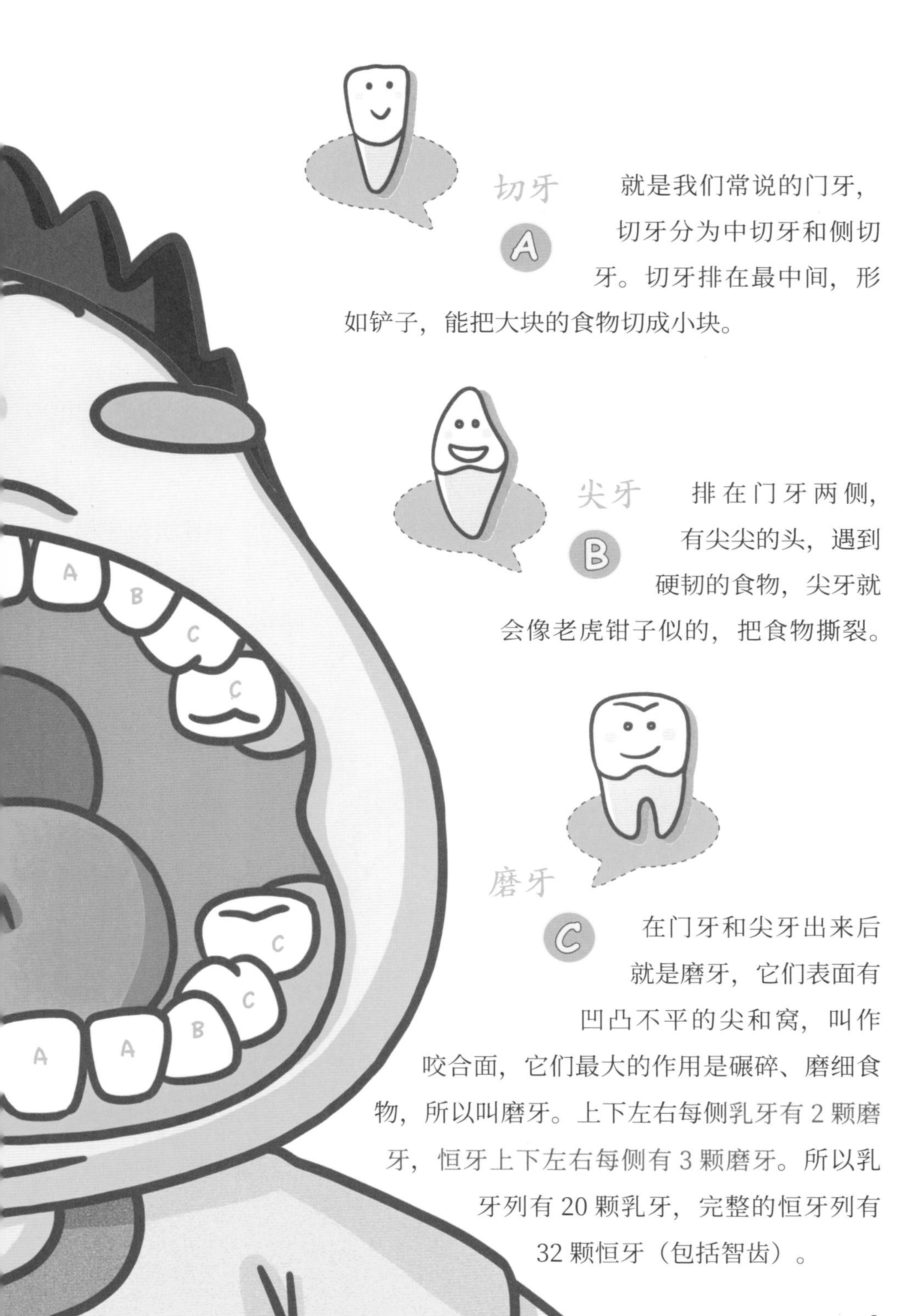

切牙 A 就是我们常说的门牙，切牙分为中切牙和侧切牙。切牙排在最中间，形如铲子，能把大块的食物切成小块。

尖牙 B 排在门牙两侧，有尖尖的头，遇到硬韧的食物，尖牙就会像老虎钳子似的，把食物撕裂。

磨牙 C 在门牙和尖牙出来后就是磨牙，它们表面有凹凸不平的尖和窝，叫作咬合面，它们最大的作用是碾碎、磨细食物，所以叫磨牙。上下左右每侧乳牙有 2 颗磨牙，恒牙上下左右每侧有 3 颗磨牙。所以乳牙列有 20 颗乳牙，完整的恒牙列有 32 颗恒牙（包括智齿）。

牙齿的结构

牙釉质　牙冠的最外层，是我们身体硬组织中最硬的，比骨骼还硬。

牙本质　在釉质的下方。

牙髓　牙齿的最里面，内含神经、血管和淋巴管。神经传导感觉，血管负责给牙齿提供营养。

牙骨质
在牙根的表面覆盖。

牙槽骨
牙齿坚固地固定在牙槽骨的牙槽凹内。

牙龈　牙槽骨表面和牙齿周围包绕的粉红色的软组织。

牙周膜　牙骨质和牙槽骨之间的细小的连接纤维，把牙齿固定在牙槽窝内。

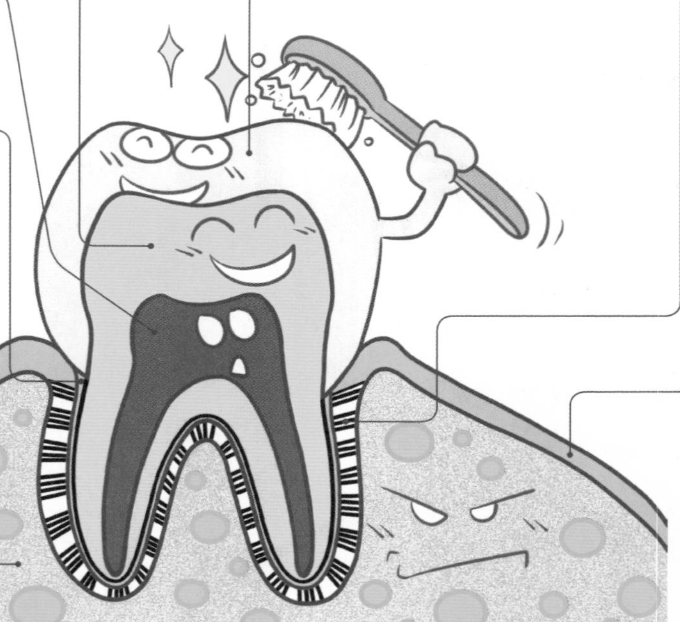

牙齿有5个面

我们的牙齿通常有5个面：唇颊面、舌面、咬合面、与两颗牙齿相连接的两个邻面。但单根牙除外，它没有咬合面，只有切缘及牙尖。

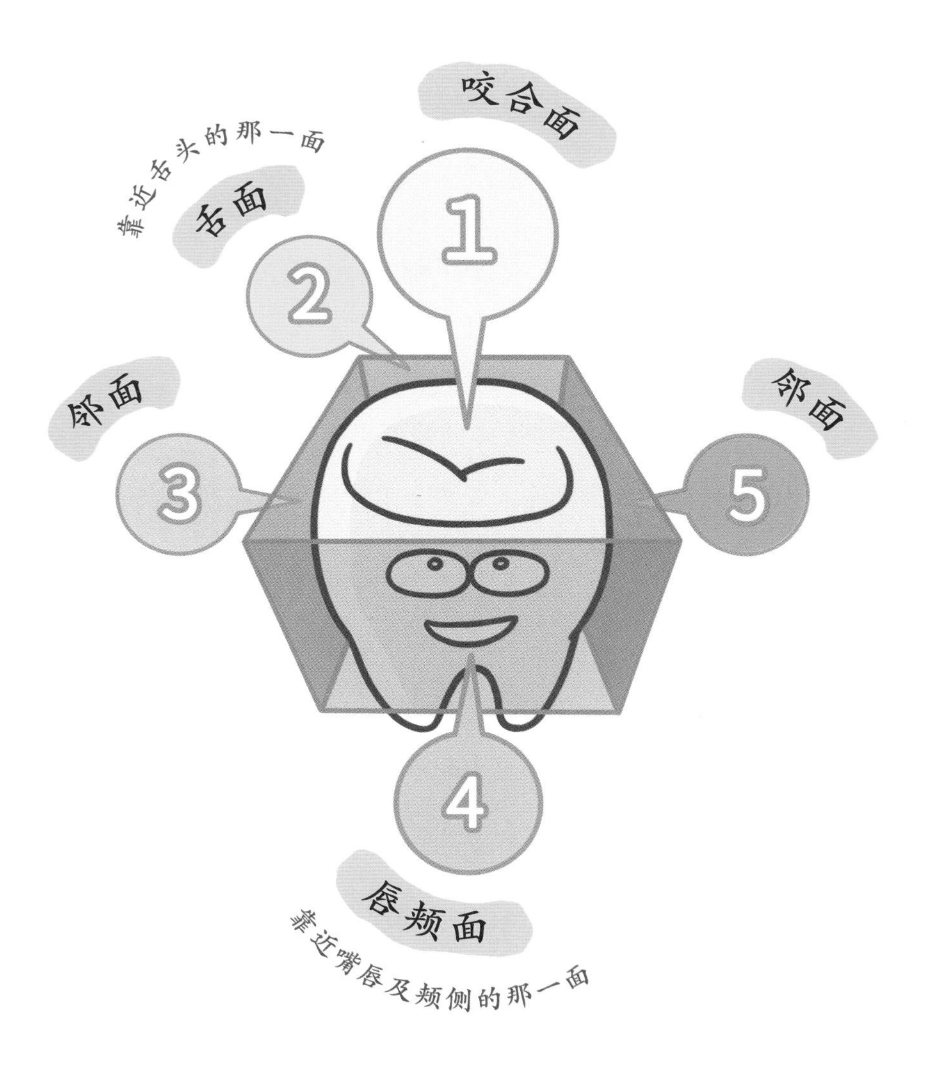

牙齿的功能

1 咀嚼功能。这是牙齿最重要的功能。食物只有通过咀嚼才能很好地被消化。

2 发音和言语功能。孩子正确发音是需要牙齿参与的，如果牙齿缺失，有的音就发不准，如 s、sh、ch 等音节。

3 对容颜有影响。牙齿排列整齐是容颜精美的关键，牙齿可以把整个颌面部撑起来，如果多个牙齿缺失，面部就显得塌陷，影响容颜的丰满及美观。

4 对全身健康有影响。长龋齿、患牙周炎后，细菌内毒素会引起全身疾病，如虹膜炎、肾炎、心肌炎、蜂窝组织炎、败血症等。有些报道指出还会引起糖尿病和癌症。

第二章

牙齿的发育：从乳牙到恒牙

牙齿什么时候开始发育？

乳牙列期

6 个月～6 岁

孩子 6 个月左右，第一颗乳牙开始萌出，到 6 岁左右，六龄牙萌出之前，牙齿全部为乳牙，这个时期称为乳牙列期。

混合牙列期

6～12 岁

孩子通常从 6 岁左右开始换牙，换牙过程一直持续到 12 岁左右恒牙全部萌出。在这段时间内，孩子的口腔内既有乳牙又有恒牙，所以称为混合牙列期。

恒牙列期

12 岁以后到智齿萌出

大约在孩子 12 岁后，乳牙全部被替换掉，口腔内只有恒牙，此后的阶段称为恒牙列期。

你知道吗？虽然宝宝出生的时候是“无齿小儿”，但是他还在妈妈肚子里的时候，牙胚就已经开始发育了。

牙齿早在胎儿第 4 个月开始发育，妈妈的营养和疾病会直接影响到宝宝牙齿的发育。缺钙会引起釉质发育不全等问题。从胎儿 4 个月到宝宝 7 岁，这段时间是牙齿钙化、发育最容易受影响的时期，所以一定要好好保护孩子的牙齿。

我们来看看，在宝宝的牙龈下面，牙齿已经悄悄地在生长，它们等待时机准备“破壳而出”！

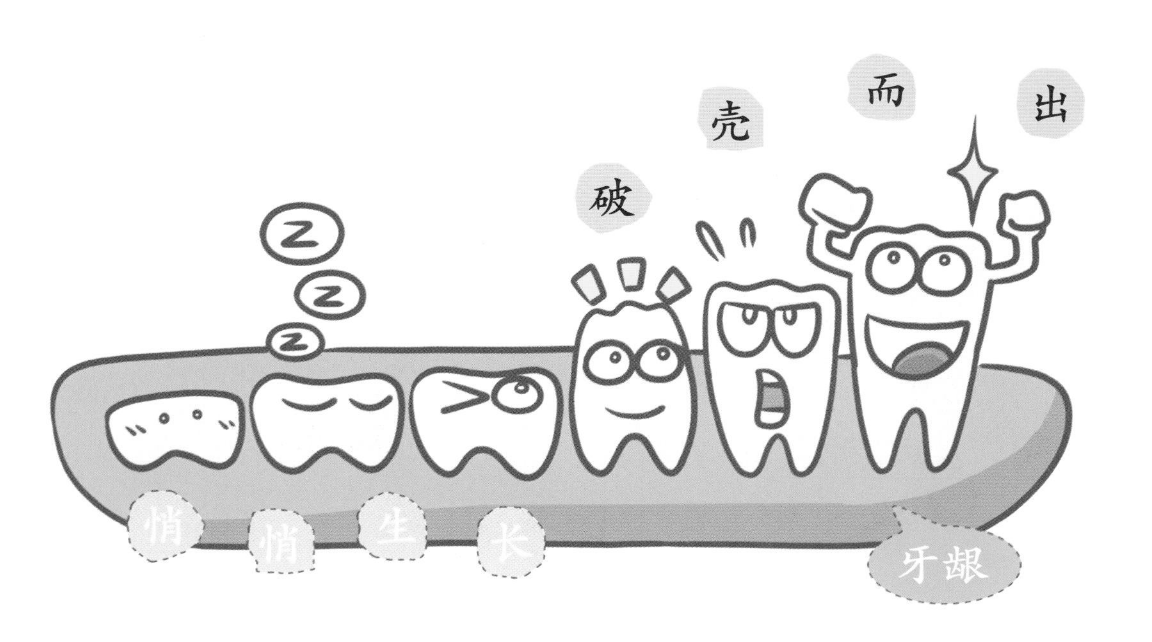

牙齿的萌出

牙齿是非常遵守纪律的，想想看它们的萌出是如此有规律：按照一定的萌出时间、萌出顺序，而且它们是左右对称地萌出。

不同的牙齿，萌出的平均年龄和次序：

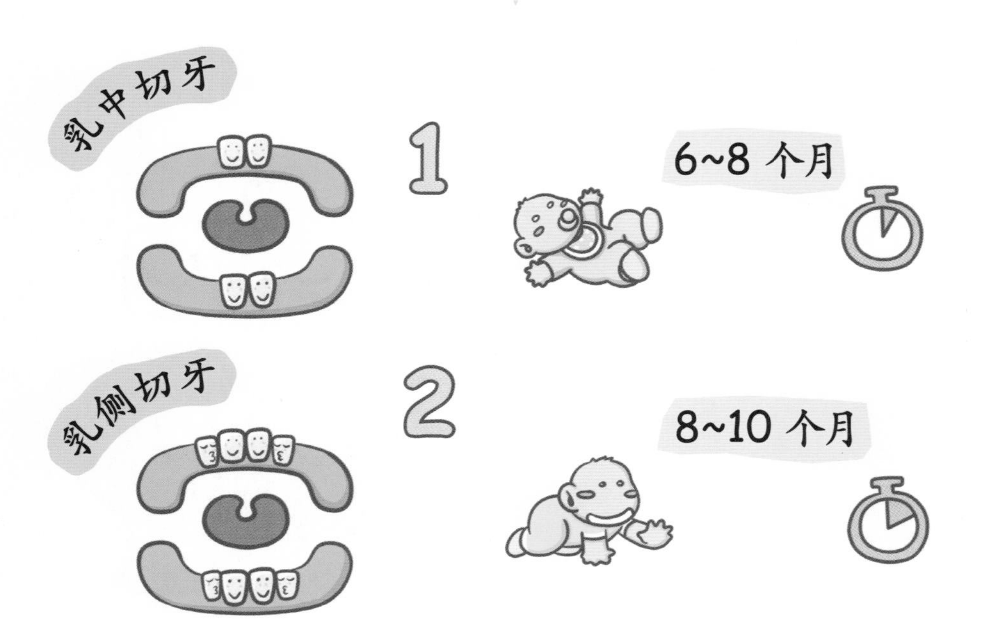

邓奶奶特别提醒

乳尖牙的萌出常见在第一乳磨牙之后，牙齿按正常萌出的顺序萌出，对牙齿整齐排列很重要，如有疑问，应及时看牙医。

乳牙有 20 颗，恒牙有 32 颗。孩子 6 岁时最后一颗乳磨牙后方长出的第一颗恒磨牙也叫六龄齿。六龄齿承担了重要的功能，但大多数家长误认为它们是乳磨牙，会忽略了对它们的早期预防和治疗。

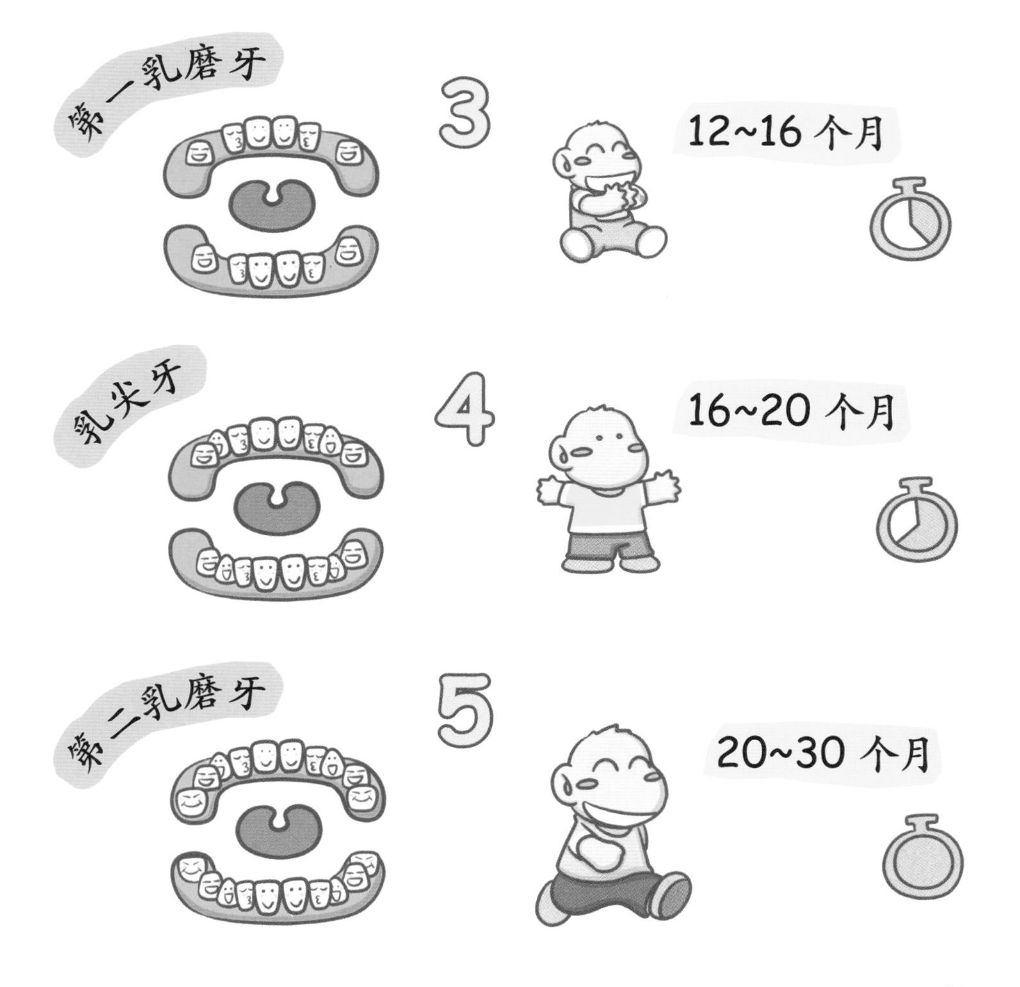

牙齿的替换

乳牙的工作只是暂时性的，到了一定时期，它的工作会由恒牙来代替。

小朋友 6 岁左右, 乳牙开始松动了, 这是因为乳牙要光荣“退休”了，恒牙要接替乳牙，开始“上岗”了！我们一起来看看，乳牙是怎么一点点被恒牙替换掉的。

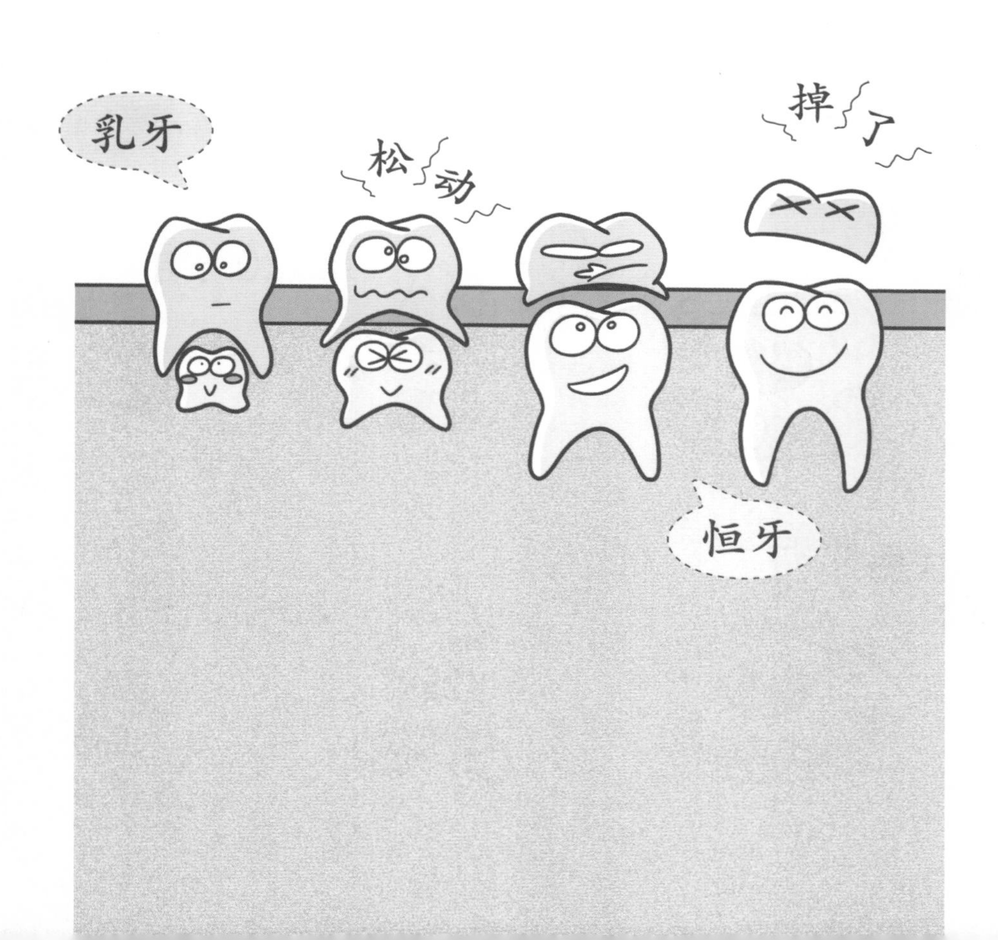

通常孩子会在**6周岁**左右开始换牙，有的孩子这时候六龄齿开始萌出。6～12岁是牙齿替换的时期，这时候乳牙和恒牙同时存在。

大多数孩子的换牙顺序是从前牙到后牙，先换下牙再换上牙，尖牙的替换一般晚于尖牙后面的那颗牙齿。

温馨提示

- 正确刷牙和使用牙线。
- 控制甜食和饮料的摄入。
- 平时多用牙齿啃咬食物，咀嚼略硬的食物，对换牙和颌骨发育有很大好处。
- 定期进行口腔检查。

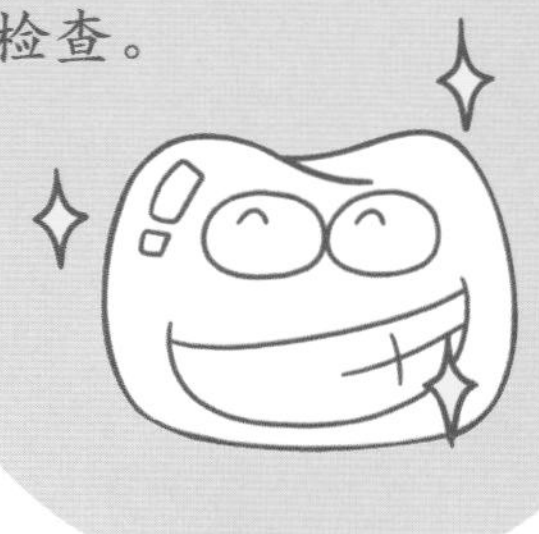

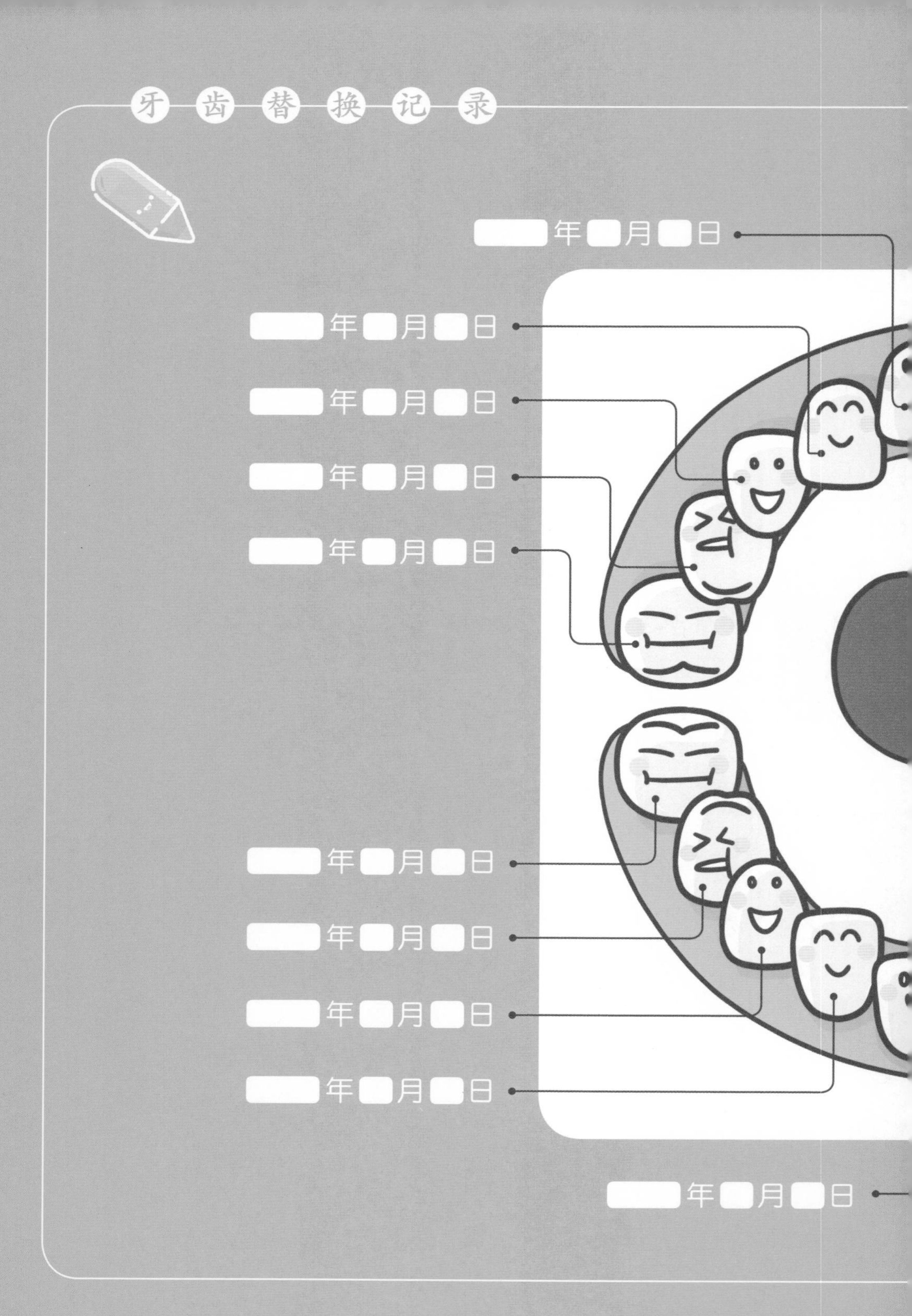
牙齿替换记录
年月日
年月日
年月日
年月日
年月日
年月日
年月日
年月日
年月日
年月日

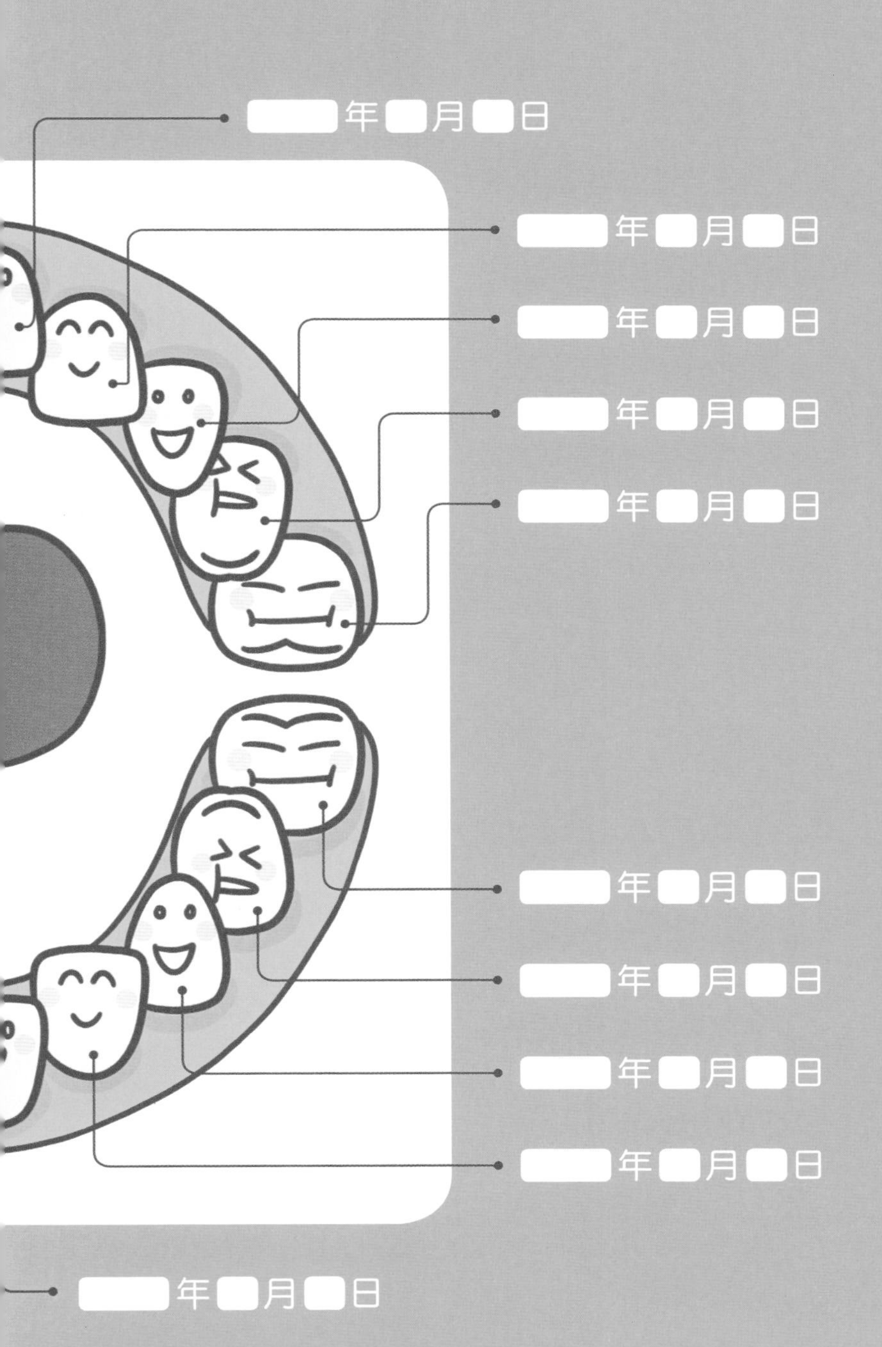

年 月 日
年 月 日
年 月 日
年 月 日
年 月 日
年 月 日
年 月 日
年 月 日
年 月 日
年 月 日

常见的牙齿发育异常

1 乳牙早萌。宝宝**一出生**就长牙了（诞生牙）。这种牙齿没有牙根，容易松动、脱落，会有因误吸而呛入气管的危险，应该拔掉。

2 多生牙。**多长出来**的牙，会造成宝宝牙齿排列不齐，常见长在两个上门牙之间，可选择合适的时间拔掉。

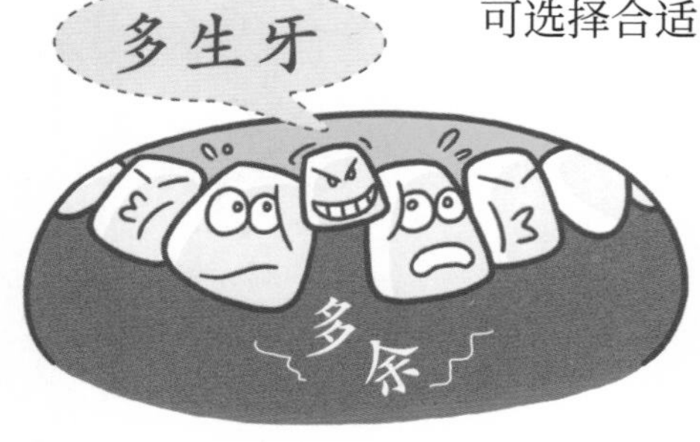

3 缺牙（乳牙、恒牙都会发生）。某一颗**正常牙先天缺失**了。

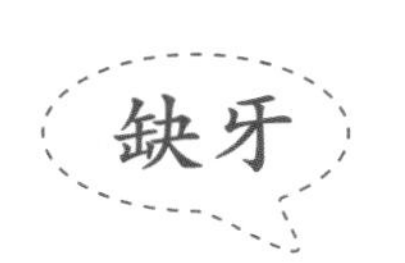

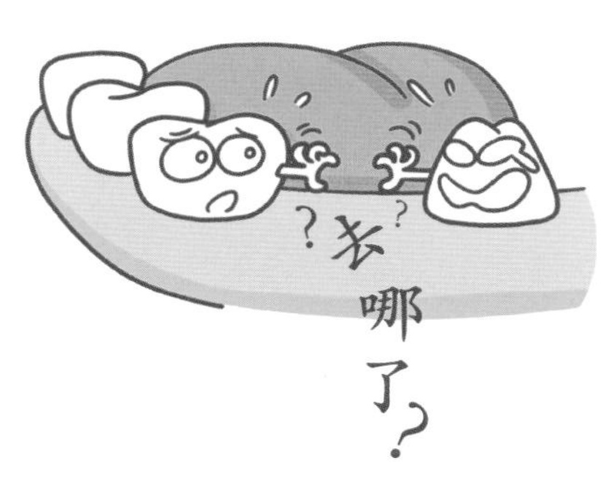

4 畸形中央尖。恒牙的双尖牙上凸起的**中央尖**，它的折断会引起牙髓感染，根尖周炎、红肿，甚至脱落。这种情况可以早期诊断、早期防治。

5 过大牙、过**小**牙、双牙**畸形**、**弯曲**牙等。

6 釉质发育不全。

7 乳牙萌出过早、萌出迟缓、乳牙固连、牙齿异位萌出等。

儿童有以上这些情况都应及时带他看牙医，早期发现，及时予以治疗，可使牙齿牙列正常发育、排齐。

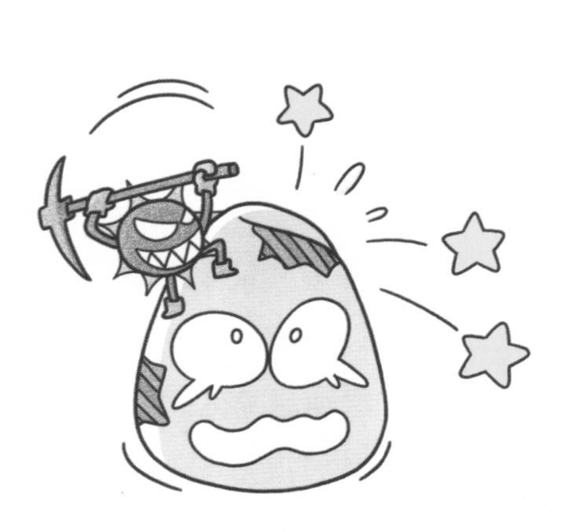

第三章

预防龋齿

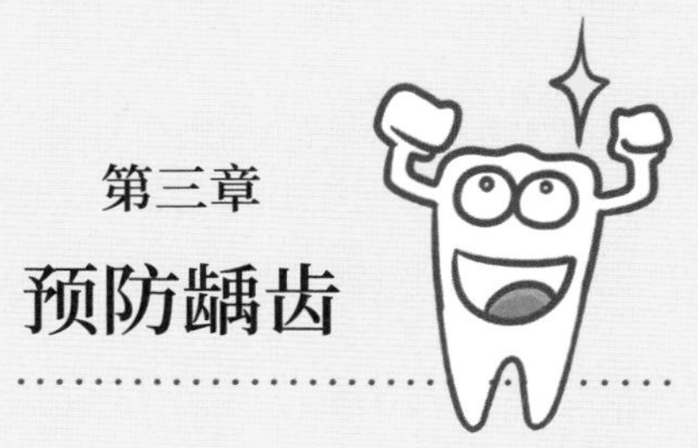

什么是龋齿？

龋齿就是我们常说的虫牙，是慢性、进行性不可逆的、破坏性的疾病，一定要早防、早治。长了龋齿，宝宝牙齿会出现一个个小黑洞，像被虫蛀了一样。其实，龋齿确实是被牙齿上的细菌给“蛀”了。龋齿严重时牙齿就会断掉，就剩下一点黑黑的牙根，而且牙齿很疼。

看，牙齿被牙菌斑蛀了 3 个黑黑的洞，和旁边没有黑洞的牙齿比，哪颗漂亮啊？它们的表情哪个高兴，哪个不高兴啊？如果牙齿被蛀成黑黑的牙洞，不仅不漂亮，而且会很疼的。

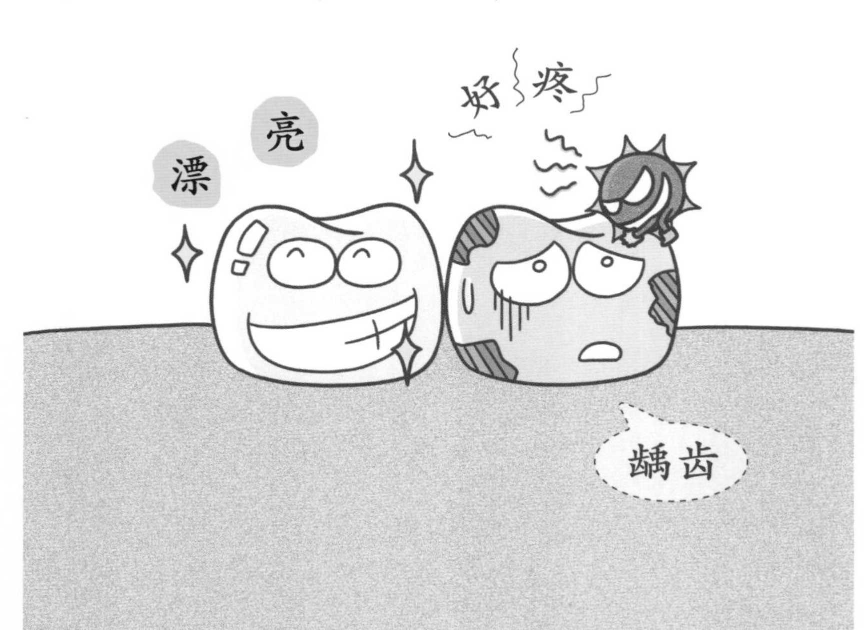

为什么会长龋齿？

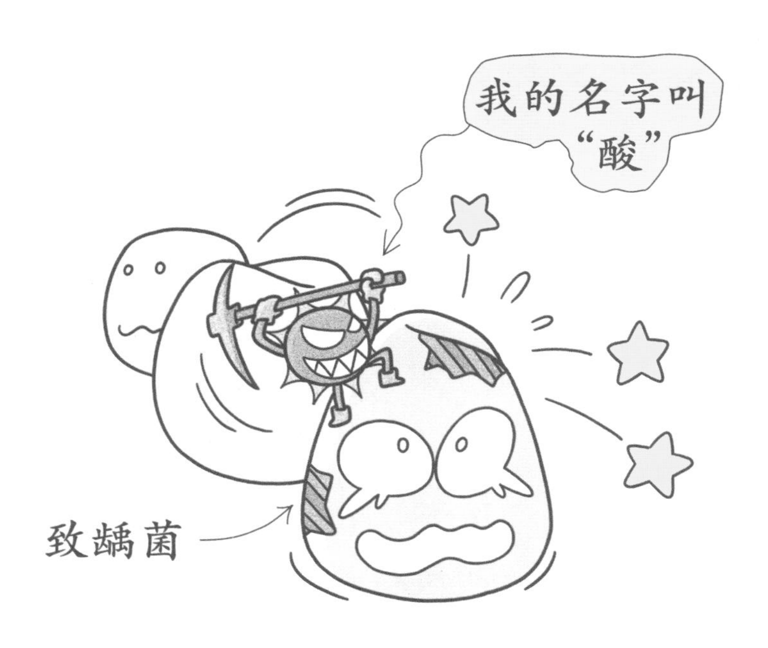

龋齿的产生和这三样东西有关：**细菌**、**食物**、**牙齿**。我们每个人的嘴里都有细菌，如果吃东西后嘴里的食物没有被清除干净，**细菌**及**食物残渣**沾在牙齿上，就会形成菌斑。致龋菌使食物中的糖的代谢物产酸，酸使釉质脱矿，形成龋洞，是重要的致龋因素。没有菌斑就没有龋齿。

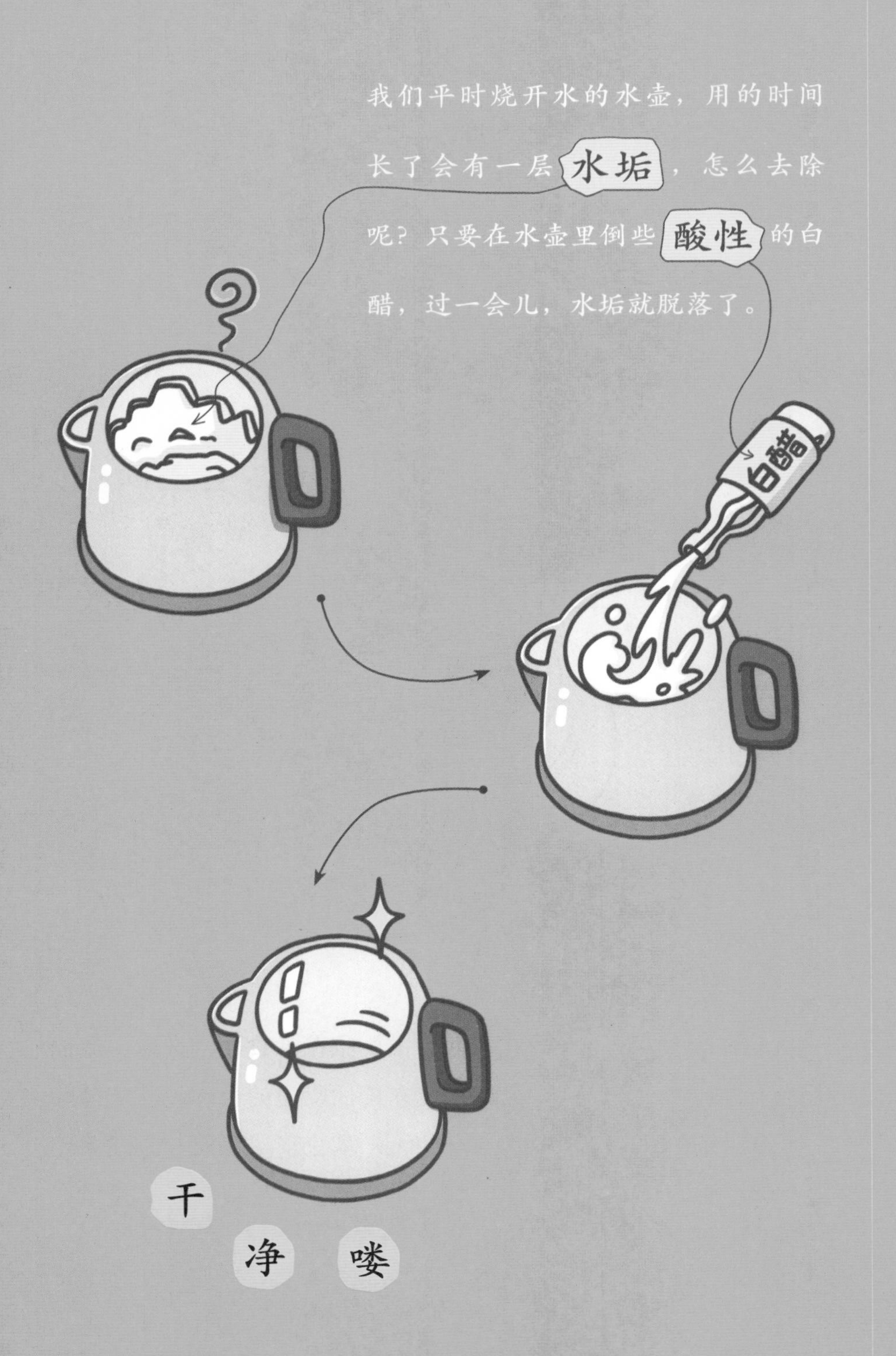
我们平时烧开水的水壶，用的时间长了会有一层水垢，怎么去除呢？只要在水壶里倒些酸性的白醋，过一会儿，水垢就脱落了。
白醋
干净喽

致龋菌使食物中的

糖的代谢物产酸。

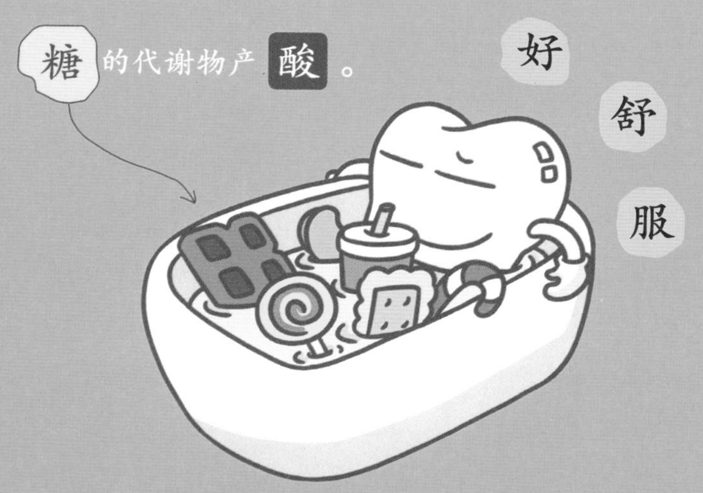

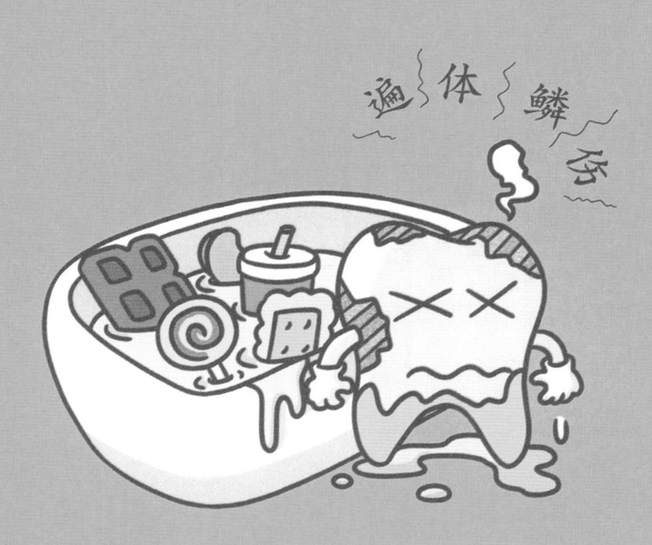

酸使釉质脱矿，形成龋洞。

牙菌斑在哪里？

牙齿最大的敌人是牙菌斑。我们的肉眼是看不见牙菌斑的，那怎么发现它呢？用牙菌斑染色剂就可以了。涂上染色剂，有牙菌斑的地方就会变色。

看，这些**粉红色**和**红色**的地方，是新产生的牙菌斑，较容易被刷掉。**蓝色**和**紫色**的地方，牙菌斑已经在牙齿上待了 2 天了。那些**浅蓝色**的地方，牙菌斑已经出现好几天了，已经开始产酸了！

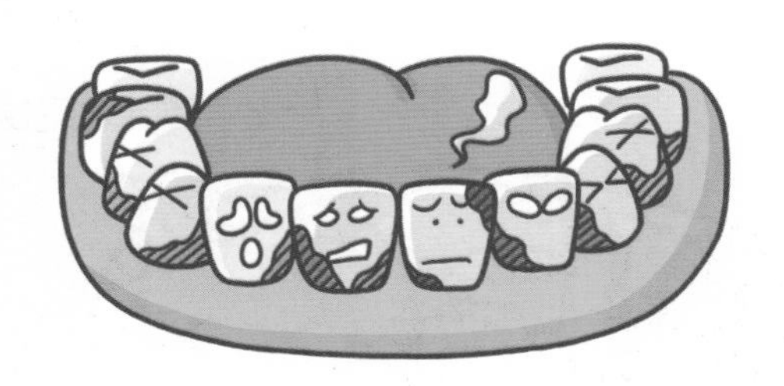

再来看看认真刷牙和用牙线后的牙齿，牙菌斑是不是几乎看不到了？

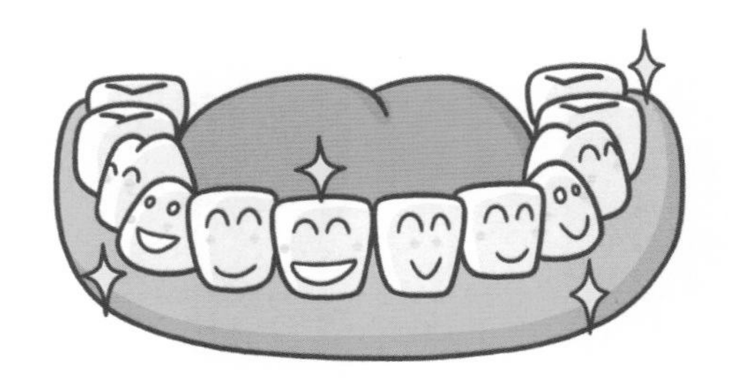

乳牙长龋齿有哪些危害？

1 **牙疼。**

长了龋齿，孩子会感觉牙齿很疼，白天疼得不想玩，晚上疼得睡不着觉。

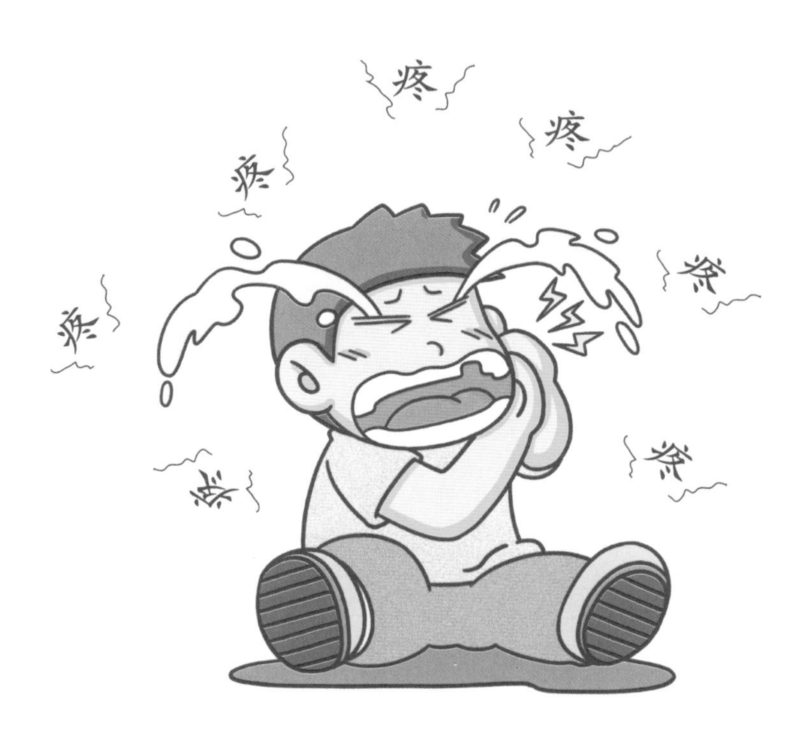

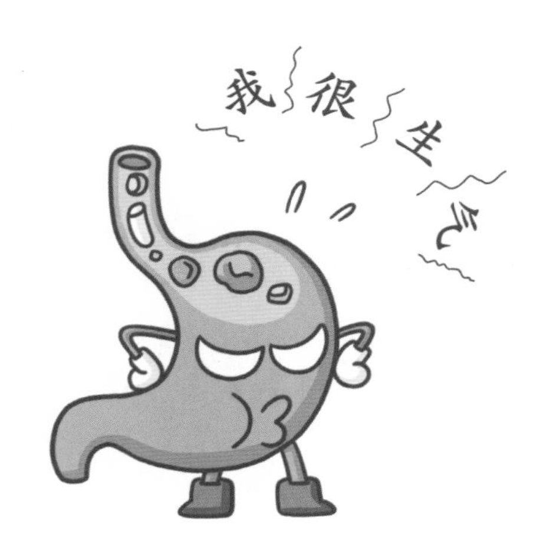

2 影响进食、生长。

牙齿疼，孩子吃饭会受影响。饭菜没有经过充分咀嚼就被吞到肚子里，消化、吸收都会受到影响，孩子的生长也会受影响。

---

3 影响容颜。

孩子一侧的牙齿长龋齿，因为牙疼，他会下意识地只用另一侧牙齿嚼东西，时间长了，长龋齿的那一侧脸颊的发育就会受影响，导致孩子出现大小脸。两边脸不一样大，脸形不对称，会影响美观。

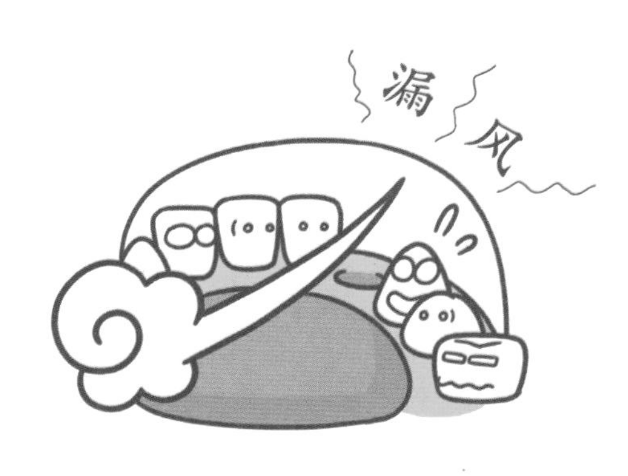

4 导致说话不清楚。

如果孩子有一两颗门牙因为龋齿烂掉了，说话就会漏风，发不出正确的音，会影响孩子的正常交往和自信心的建立。

---

5 影响恒牙的发育及萌出。

恒牙虽然还没长出来，但它早就潜伏在乳牙的下面了。乳牙的病损会影响恒牙的健康发育。乳牙早失，或乳牙的缺失间隙被邻牙倾斜、移动，恒牙就没有足够的间隙正常萌出了，会引起恒牙排列不齐。

我出不来了！

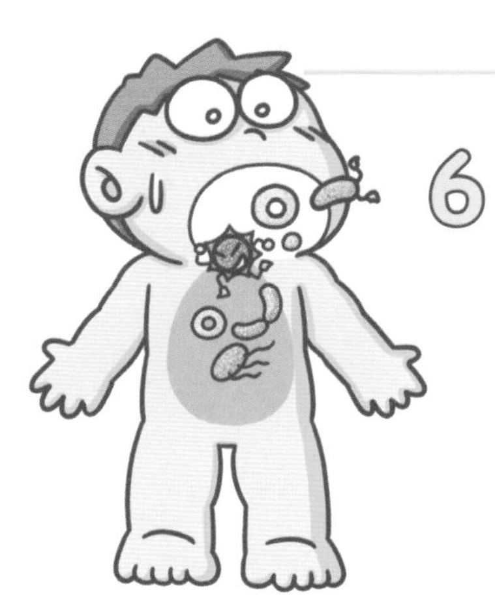

6 会引起全身疾病。

如果龋齿很严重，烂到牙根了，有可能导致短时间的菌血症、局部蜂窝组织炎肿、发烧等，还可能发生细菌性心肌炎、关节炎等感染性疾病。

怎样预防龋齿？

1 认真刷牙。

刷牙是最简单有效的

预防龋齿的方法。

最简单

2 吃完饭漱口。

吃完**饭**、喝完**奶**或**饮料**，

别忘记用**清水**漱漱口，把嘴里的食物残渣冲掉。

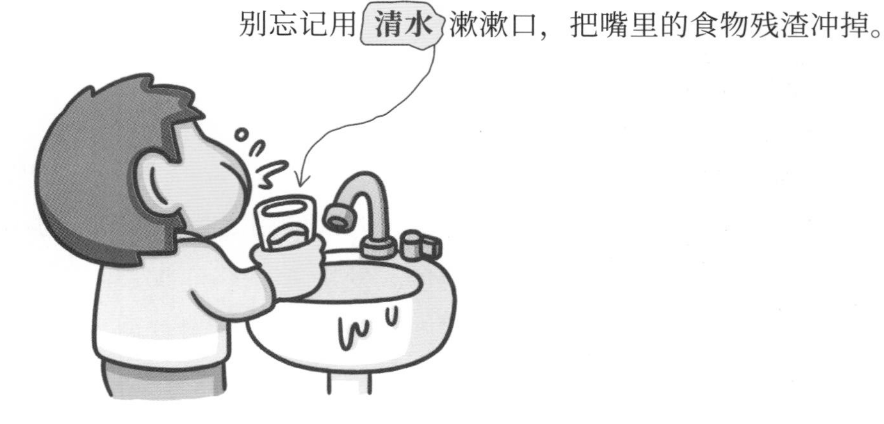

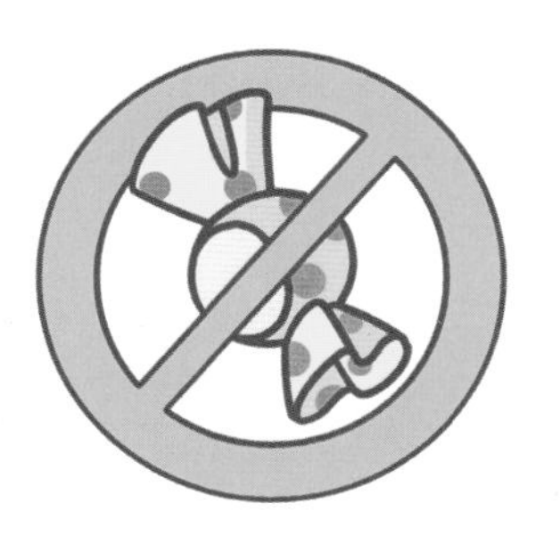

3 少吃含糖的食物。
糖又甜又**黏**，
容易**附着**在牙齿上，导致龋齿的发生。

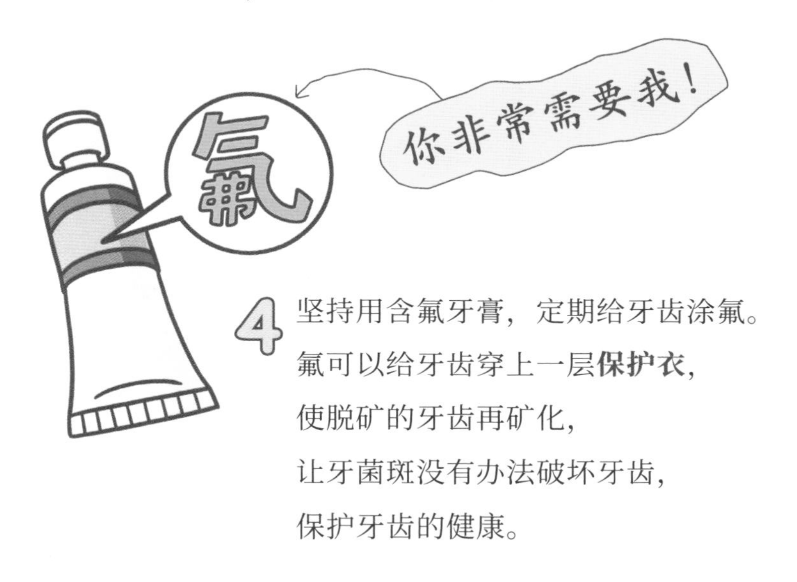

4 坚持用含氟牙膏，定期给牙齿涂氟。
氟可以给牙齿穿上一层**保护衣**，
使脱矿的牙齿再矿化，
让牙菌斑没有办法破坏牙齿，
保护牙齿的健康。

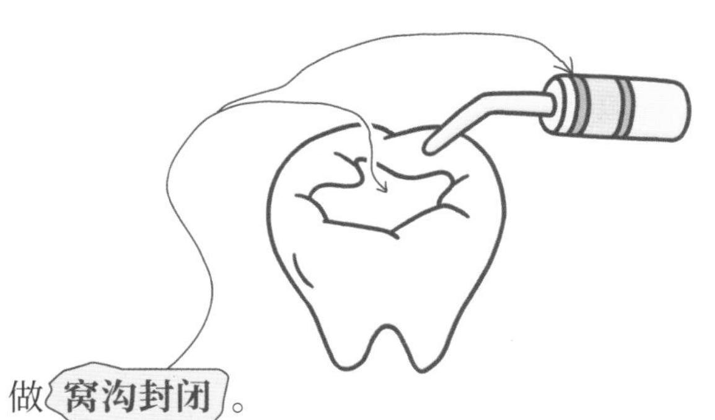

5 做**窝沟封闭**。
窝沟封闭能将食物残渣隔绝在外，
并阻止细菌和糖分沉积在窝沟点隙处，
就像给牙齿罩上一层保护膜。

六龄牙容易患龋，要保护好它们！

我们来认识 4 颗重要的牙齿，它们的名字叫 **六龄牙** 。

它们在什么位置呢？

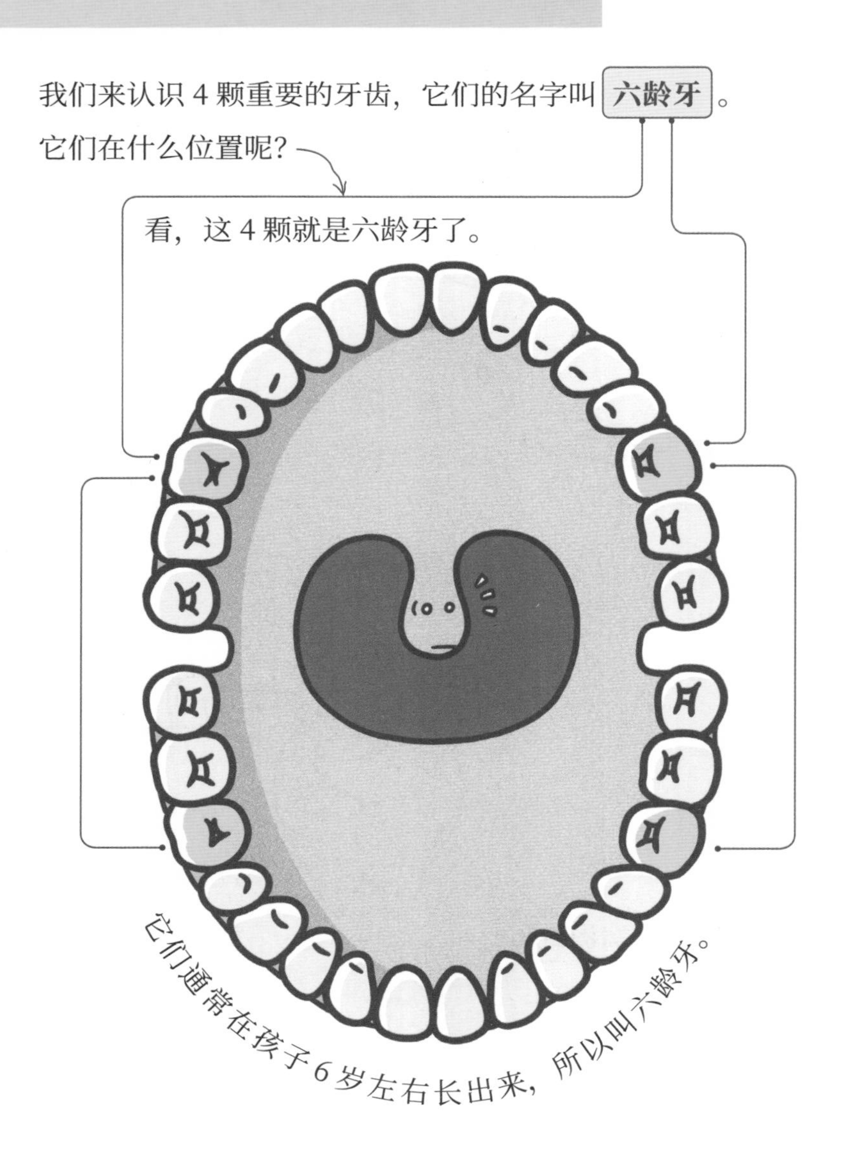

1 六龄牙作用大。

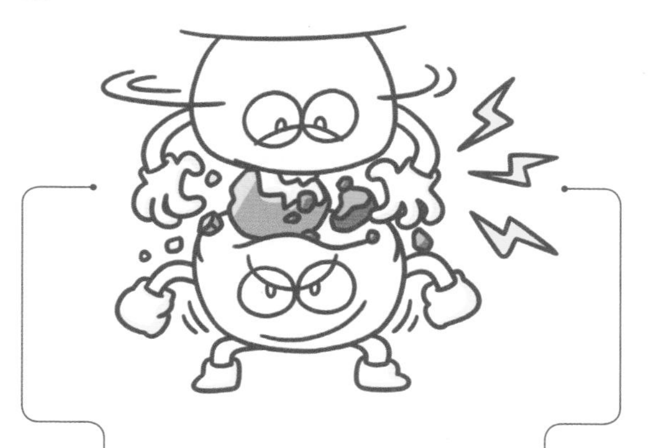

它们的咀嚼功能最强，
牙齿咀嚼功能的一半量
都由它们来完成。

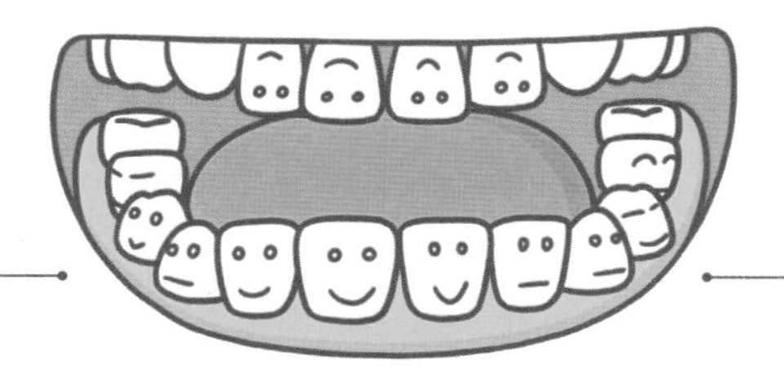

它们能让牙齿排列整齐。
因为它们是咬合关系的支柱，如果它们过早地缺失了，
就会影响上、下、前、后牙齿的整齐排列。
所以保护好它们能让小朋友的牙齿和面容更漂亮。

2 六龄牙容易患龋齿。

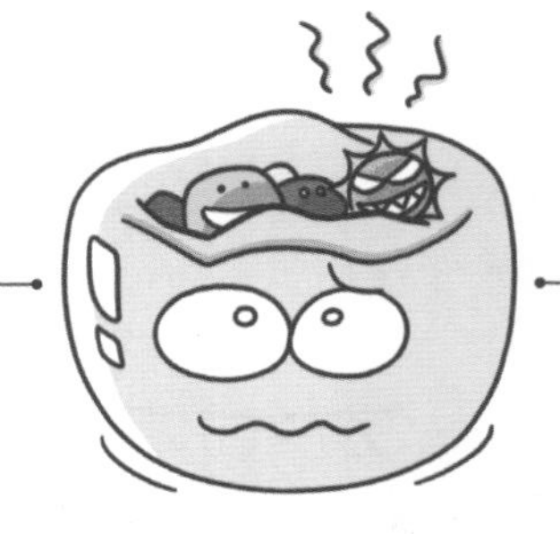

它们的咀嚼面和颊面有凹凸不平的窝和沟，很容易让食物残渣住在里面，而且不容易清洁。

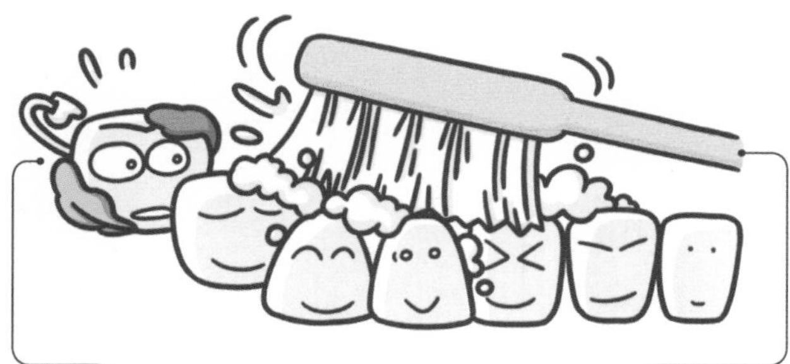

它们在孩子 6 岁时就萌出，常常被当作乳牙，不被重视。

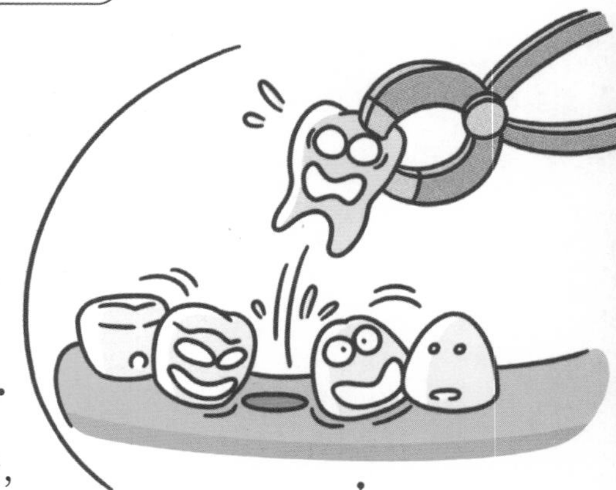

它们不是乳牙，
坏了以后就没有新牙可替换了。
六龄牙一旦坏了，被拔掉后，不仅嚼东西很费劲，
而且还会导致牙齿排列不齐，影响孩子的容颜美观。

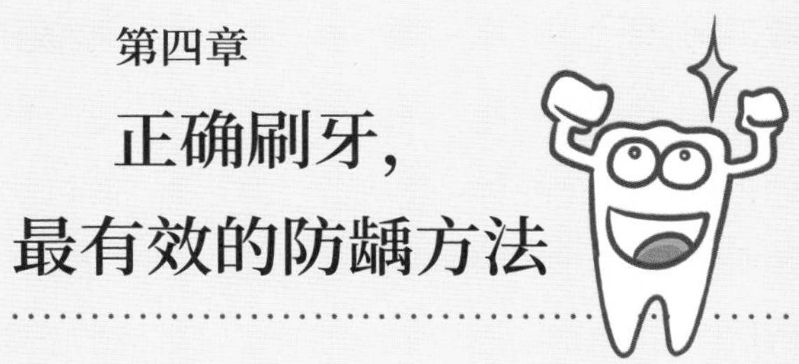

第四章

正确刷牙，最有效的防龋方法

刷牙，可以清除牙菌斑

牙菌斑怕什么？怕牙刷和牙膏，因为刷牙可以清除掉牙菌斑，当然，必须是有效的刷牙才行。

有效的刷牙：

刷牙很认真，牙面、牙缝都刷到了，刷牙时间足够，软垢和牙菌斑都被刷掉，牙齿很干净。

无效的刷牙：

刷牙后，牙菌斑、软垢仍然堆积在牙面上，肉眼能观察到牙上的软垢，用牙菌斑染色剂能检测到菌斑沉积的时间和部位。

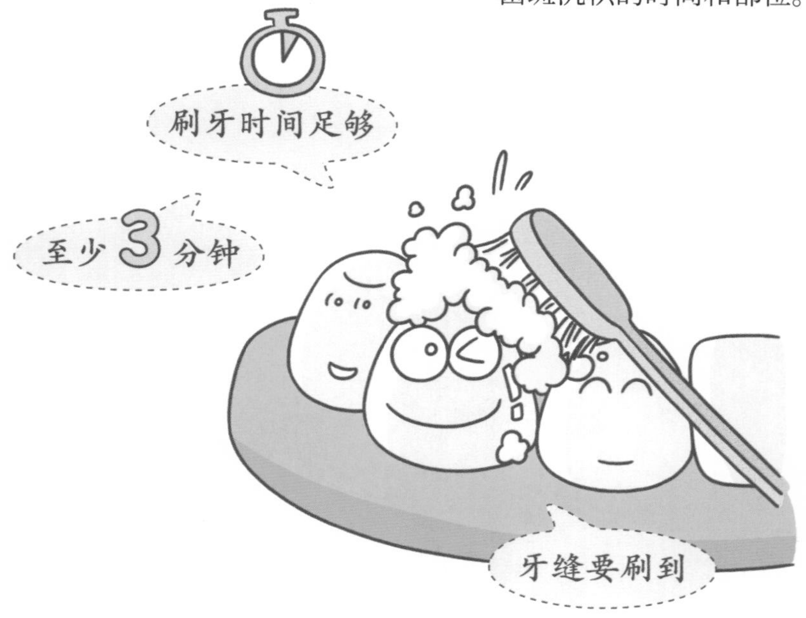

多大开始刷牙？

孩子的**乳牙萌出后**，爸爸妈妈要**帮助孩子刷牙**，直到他 6 ～ 7 岁。因为孩子在 7 岁以前，肌肉和神经发育还不够完善，很难独自完成刷干净牙齿各个面的精细动作，牙齿刷不干净，牙菌斑堆积，就会长龋齿。

每次刷牙至少 3 分钟，每天刷 2 次，一次在**早饭后**，一次在**入睡前**。

不要强硬地让孩子刷牙，否则孩子会产生抗拒心理。家长要学会引导孩子，用游戏等方法让孩子配合刷牙。

怎么选牙刷?

"工欲善其事，必先利其器。"

意思是说，工匠要做好工作，首先要让工具锋利。

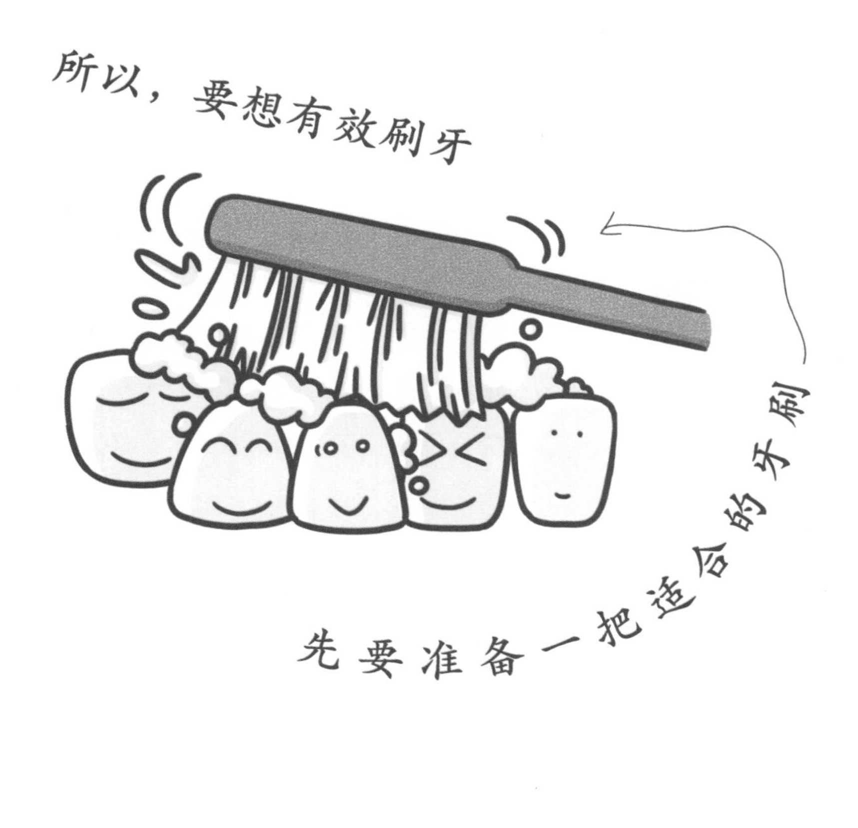

要买刷头尖的，刷毛和最前面的 3 颗牙齿差不多宽的牙刷，这样的牙刷可以在合理的时间内把牙齿刷干净，而且靠里的牙齿也能刷到。

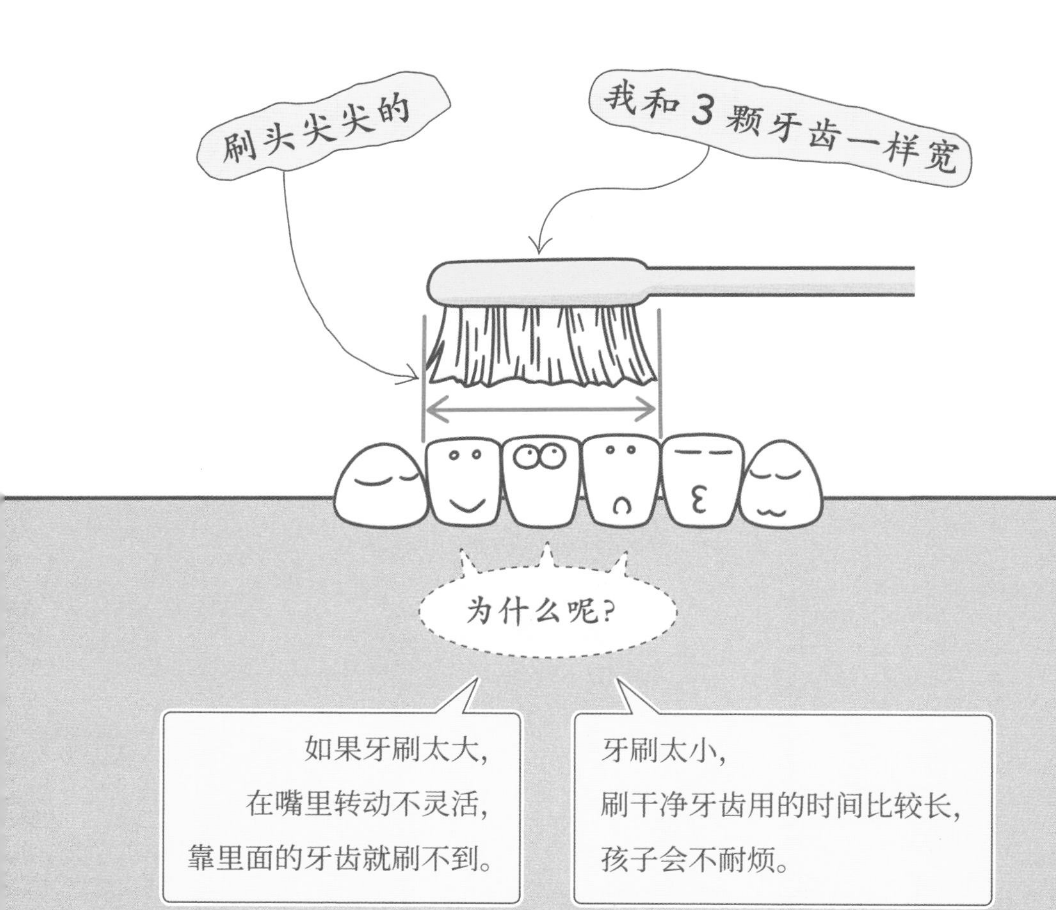

这儿有3把扫帚，小朋友试着用它们打扫房间，用时5分钟，看看结果如何？

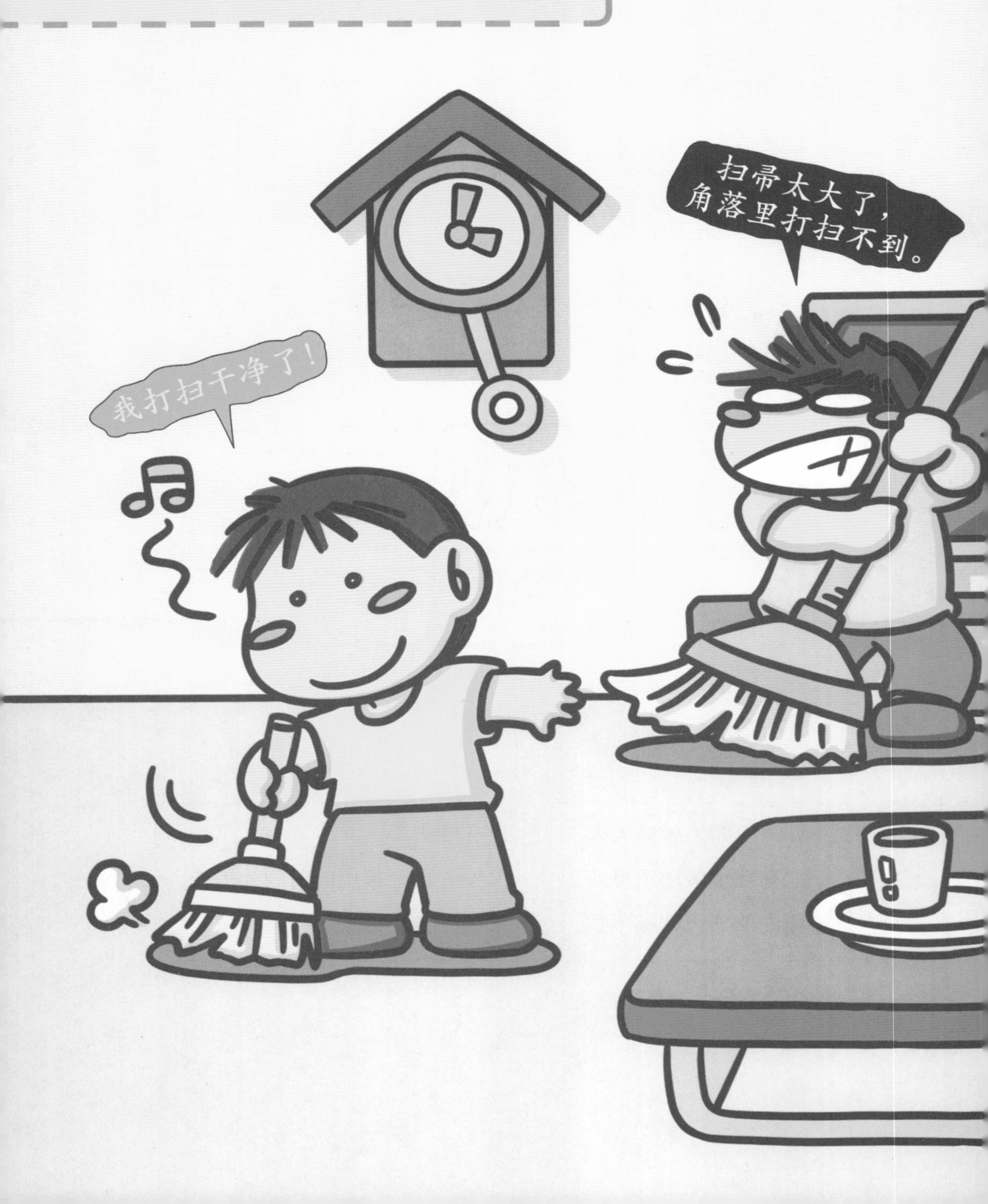

邓奶奶告诉你：

刷牙就像扫地，要用合适的扫帚才行！

刷完牙后，要把牙刷冲洗干净，牙刷毛朝上放在牙缸里。而且**3个月**左右就要换一次牙刷，不然牙刷上会残留细菌。

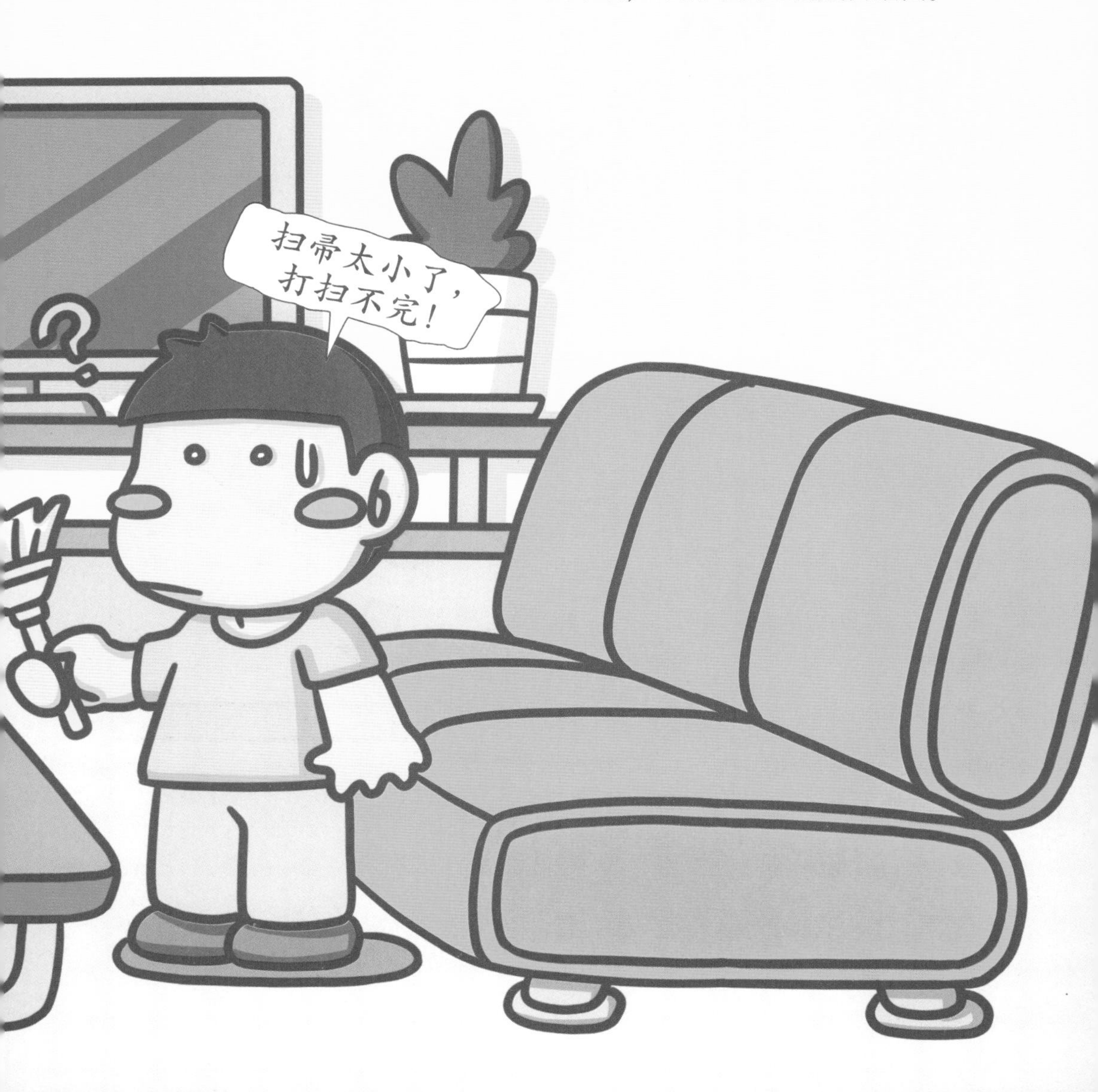

怎么挤牙膏？

挤牙膏的时候，横着挤就不容易挤多，而且可以用点力，让牙膏深入刷毛里，这样牙膏不容易掉出来，而且在刷的过程中可以慢慢释放出来，保证每个地方都有牙膏。

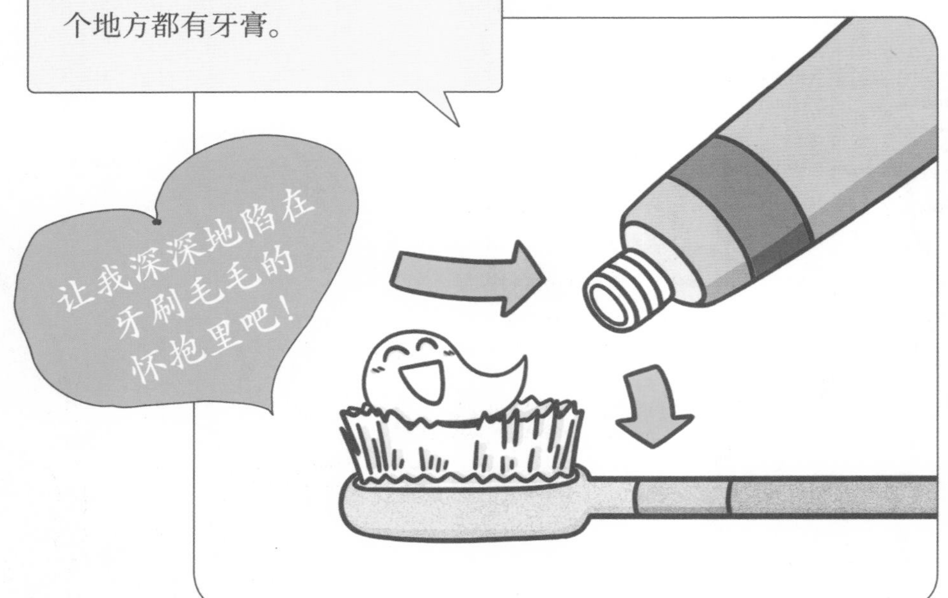

刷牙的步骤

1 先含一口水湿润口腔，把挤好牙膏的牙刷在杯子里蘸一下水再刷牙，湿刷能让牙膏的有效成分充分地释放出来，泡沫也更丰富，摩擦效果才好。

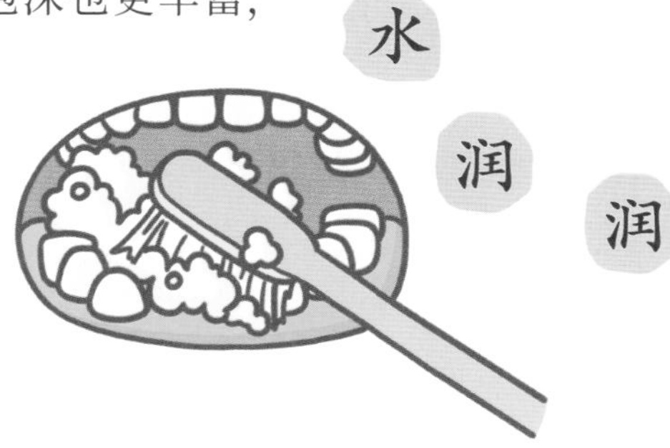

2 先每侧、每个面刷一遍，让牙膏均匀地布满每一颗牙齿。

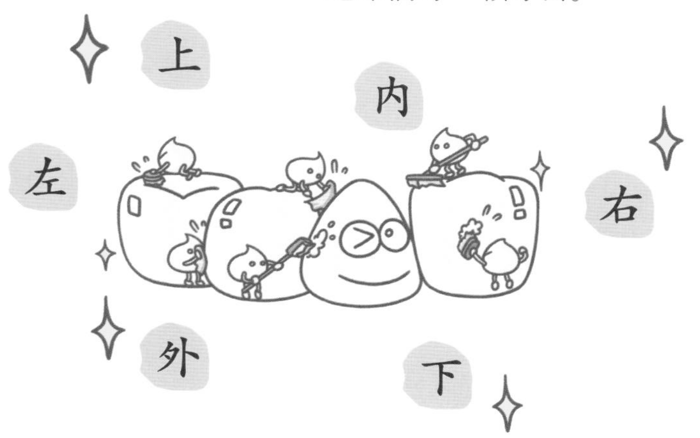

3 刷牙要贴着牙面从后到前来回转圈地刷，各个面都要刷到，力量要适中。

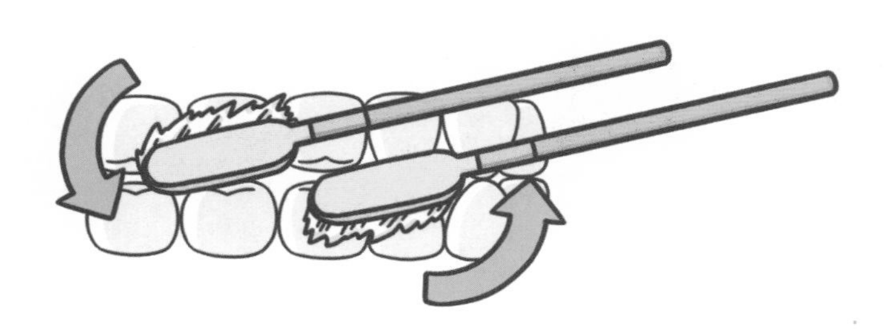

4 不顺手的地方更要仔细刷。我们通常用右手刷牙，刷左侧牙很顺手，往往先刷左侧牙，后刷右侧牙，**右侧后磨牙**往往容易**被忽略**，更容易出现健康问题。

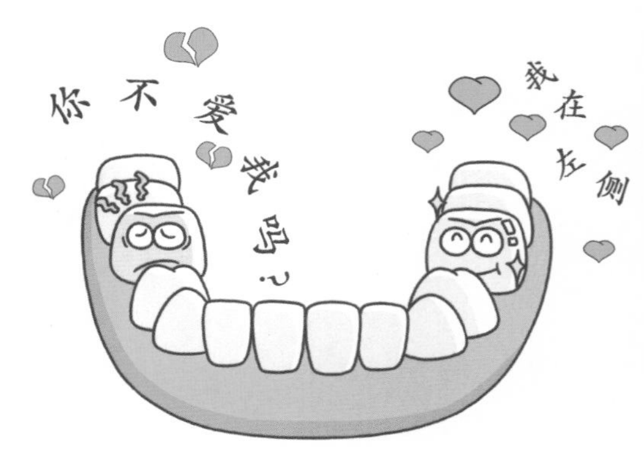

5 刷完牙用清水漱口一两次就好。因为刷完牙，有少部分氟会留在牙齿上，如果漱口太多，就把这些氟都冲掉了。

漱口不能彻底清除牙菌斑

吃完东西只是用清水漱口，可以冲掉一部分食物残渣和奶液、果汁，但已经形成的**牙菌斑**是无法通过漱口清洁掉的。

牙菌斑是一种生物膜，就像青苔一样，它们一个个**紧挨着**，贴在牙齿表面，不是用水就能冲掉的。小朋友有没有注意到，海边的礁石上长着一层青苔，海水根本冲不掉？牙菌斑就像青苔，要用牙刷才能刷掉。

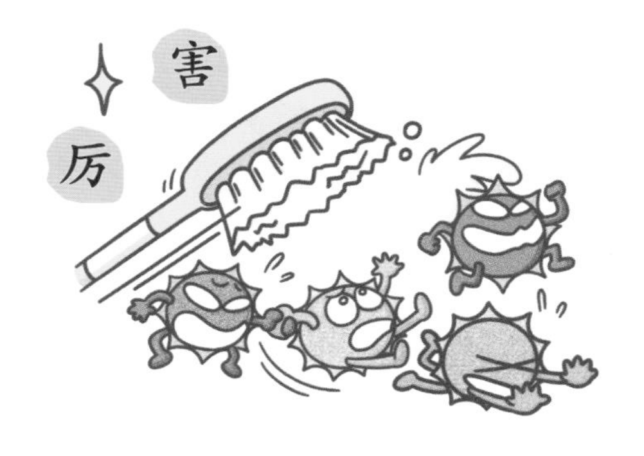

用有一定硬度的工具比如牙刷，通过摩擦就能将附着在牙齿表面的牙菌斑去除，牙菌斑无处藏身，患龋齿的风险就能大大降低。

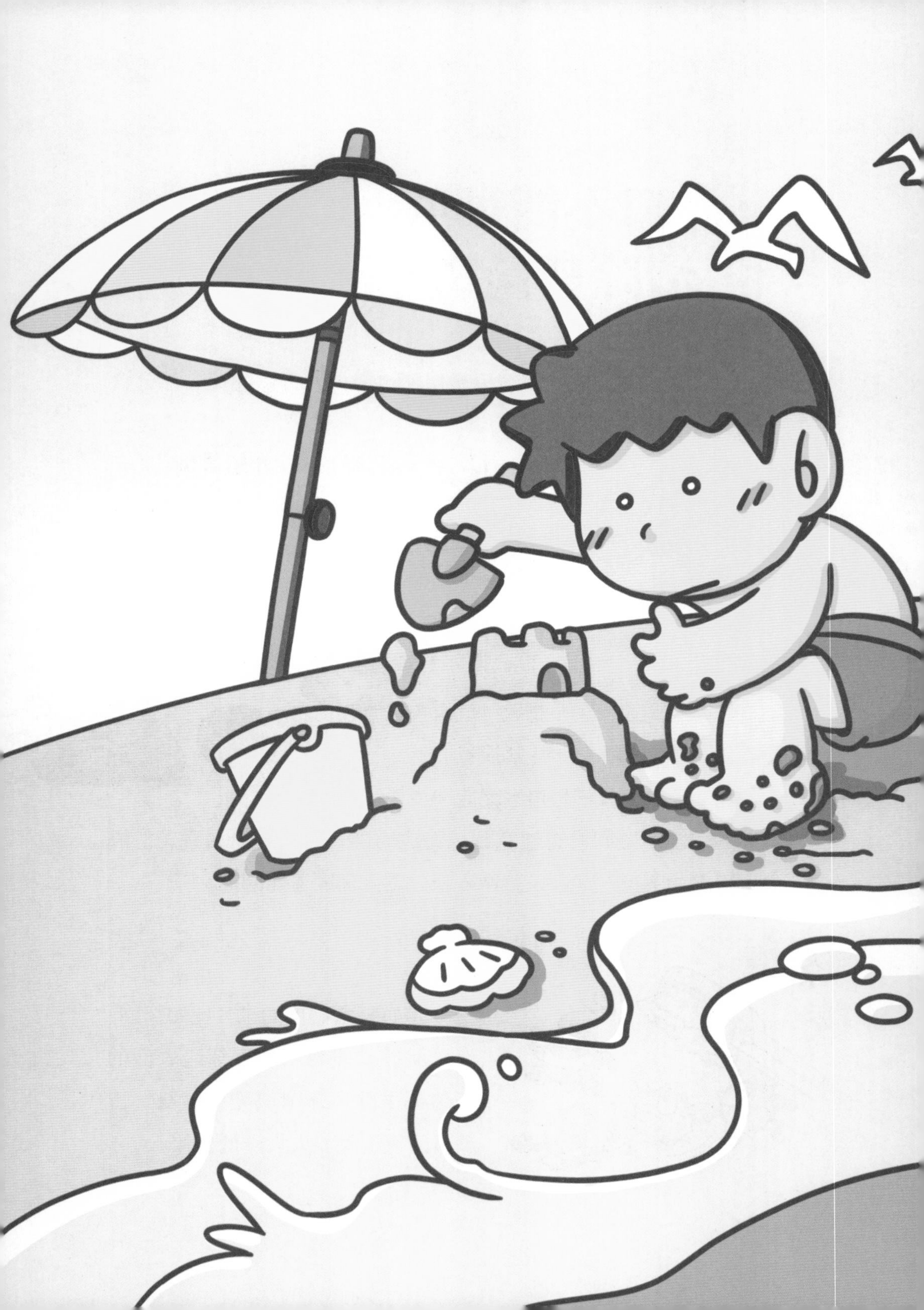

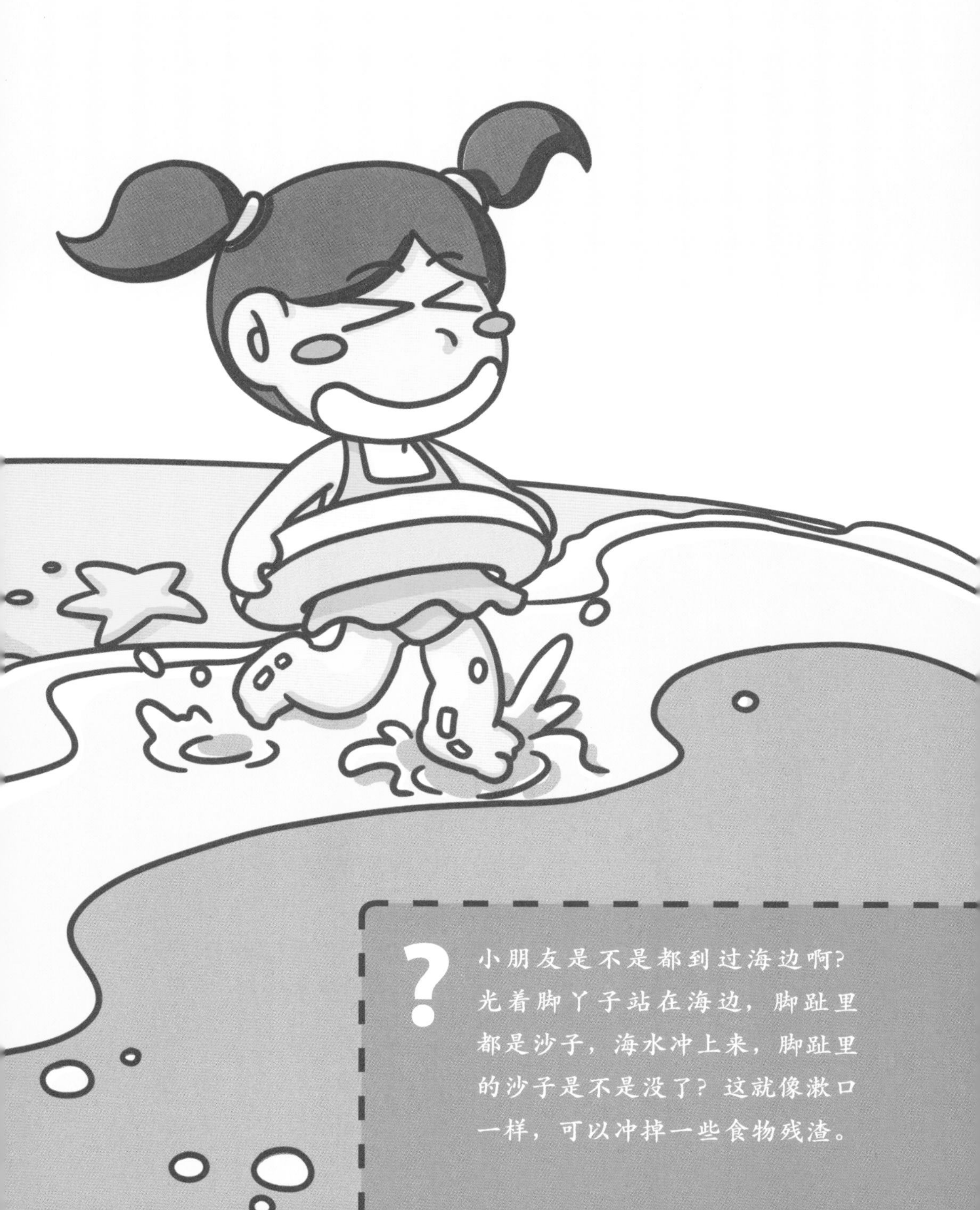

小朋友是不是都到过海边啊？光着脚丫子站在海边，脚趾里都是沙子，海水冲上来，脚趾里的沙子是不是没了？这就像漱口一样，可以冲掉一些食物残渣。

刷不到的地方，用牙线帮忙

一颗牙齿有**5**个面，

唇颊面 ③

舌面 ②

咬合面 ①

邻面 ④ ⑤

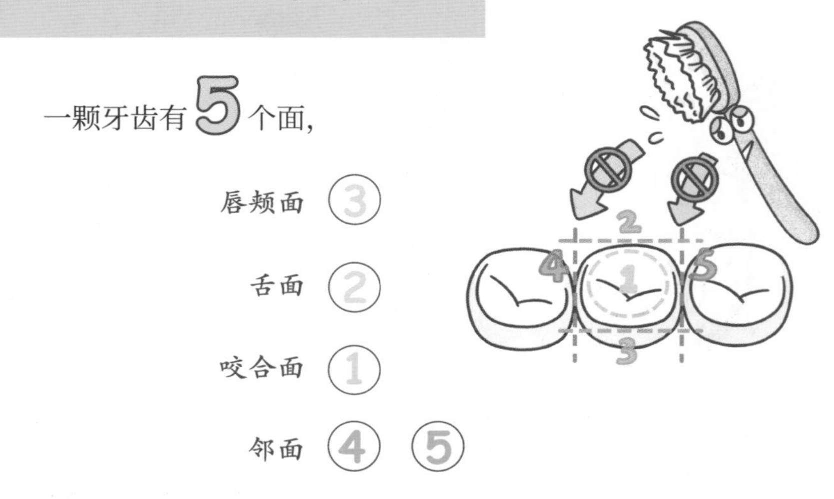

牙刷**只能刷**唇颊面 3、舌面 2 和咬合面 1，左右邻面因为是牙齿和牙齿紧挨着，牙刷是**刷不到**的。

可是牙缝又是最容易塞进食物的地方，不及时清除，牙菌斑就要在这儿安家了。怎么办？这时候，牙线就显出它的优点来了。用牙线在牙缝中**轻轻刮擦**，就能把塞在牙缝里的食物及菌斑给清除出来了。只要有相邻的两颗牙齿萌出，就应该帮助孩子用牙线清洁了。

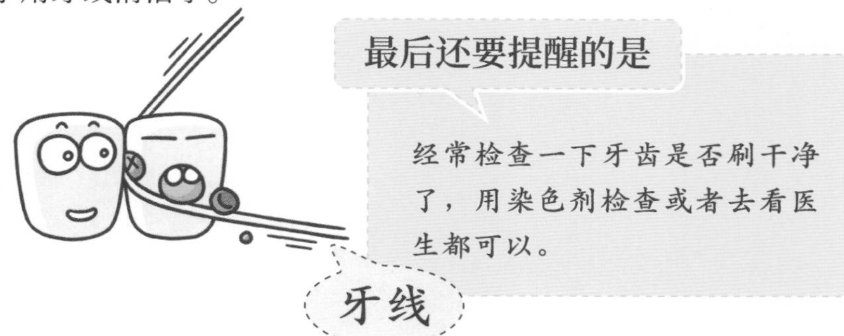

第五章

保护牙齿，还能怎么做？

氟化物
对牙齿的贡献

我们再来说说保护牙齿的一个大功臣，它就是氟化物。它是牙齿的**保护神**，半个多世纪以来对牙科**防龋**做出了最大的贡献。它都有哪些神奇的作用呢？

- 可以和牙齿表面的釉质相结合，使釉质更坚固。
- 可以抵御牙菌斑的酸蚀，增强牙齿的抗酸性。
- 可以修复脱矿的牙齿表面，使脱矿的釉质甚至被酸侵蚀、脱矿、已形成白斑者抑制脱矿过程和增强再矿化实现，可以逆转白斑，使其再矿化，避免发生龋洞。
- 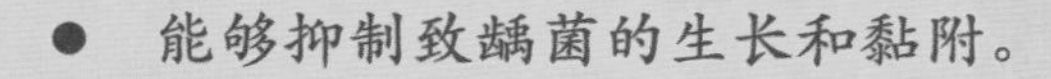能够抑制致龋菌的生长和黏附。

如何用氟化物保护牙齿？

氟化物这个大功臣在哪儿？
我们怎么用它来保护牙齿呢？

1 坚持用含氟牙膏。

世界卫生组织、世界牙科联盟都**推荐**大家使用**含氟牙膏**来刷牙，正确使用含氟牙膏刷牙可以使患龋率下降。

有的家长担心孩子不会吐出漱口水，把牙膏吃进肚子里会引起氟中毒。只要控制好使用量，含氟牙膏完全可以放心使用，即使孩子把牙膏咽到肚子里，也不会导致氟中毒。

3岁以下

每次使用的量为

大米粒 大小

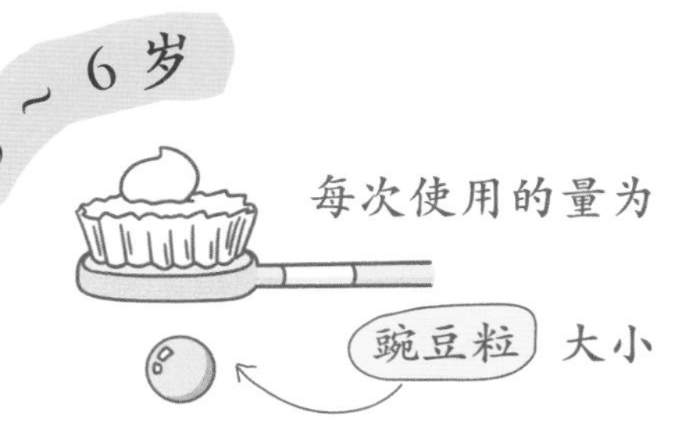

2 给牙齿涂氟。

可以到医院，让医生定期给孩子的牙齿涂一层氟。

窝沟封闭，保护磨牙的好方法

磨牙的**咬合面**

通常都是凹凸不平的发育沟及窝。

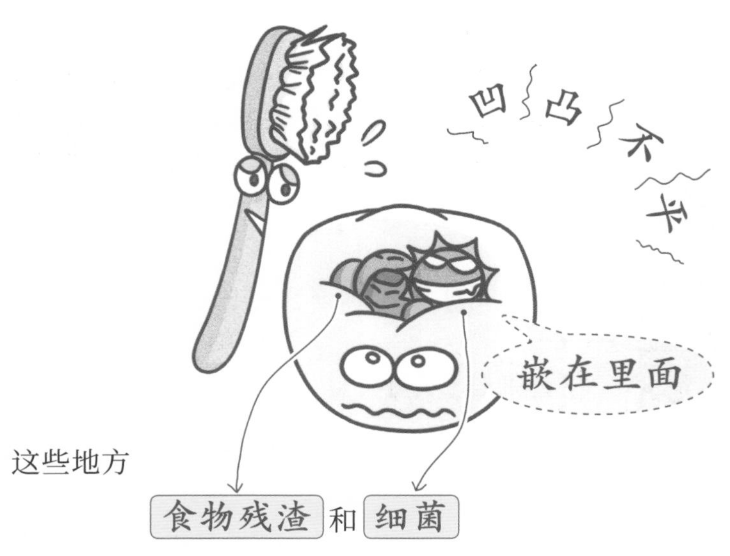

这些地方

食物残渣和细菌

最容易嵌塞进去。

而且漱口和刷牙都无法清洁干净，

很容易发生**窝沟**龋。

做窝沟封闭，就是用窝沟封闭剂把凹凸不平的沟和裂隙封闭住，这样就能将食物残渣隔绝在外，阻止细菌和糖分沉积在窝沟处，这就像给牙齿罩上了一层保护膜，避免发生窝沟龋。

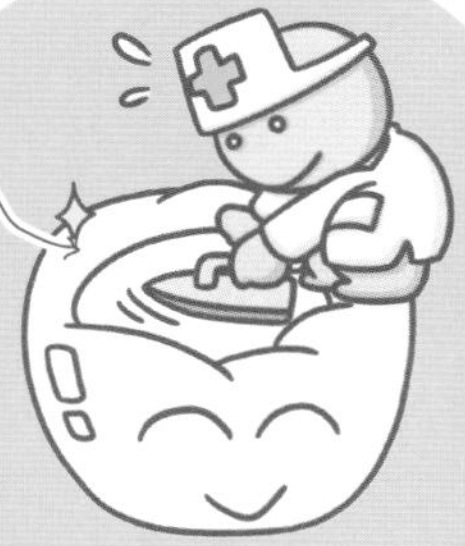

- 做窝沟封闭的过程中，孩子不会有疼痛的感觉。而且封闭的材料对人体是无害的。

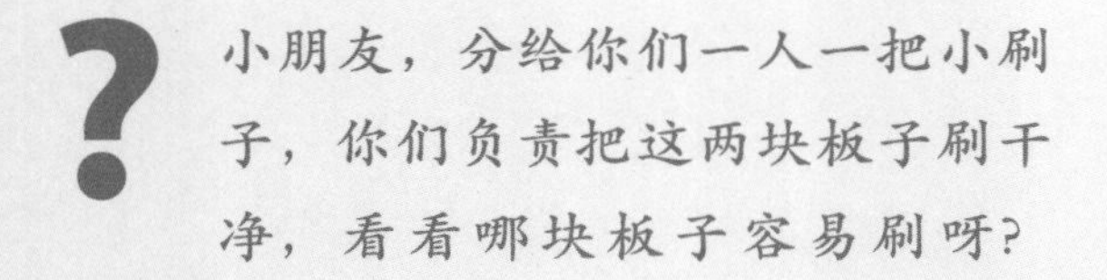

小朋友，分给你们一人一把小刷子，你们负责把这两块板子刷干净，看看哪块板子容易刷呀？

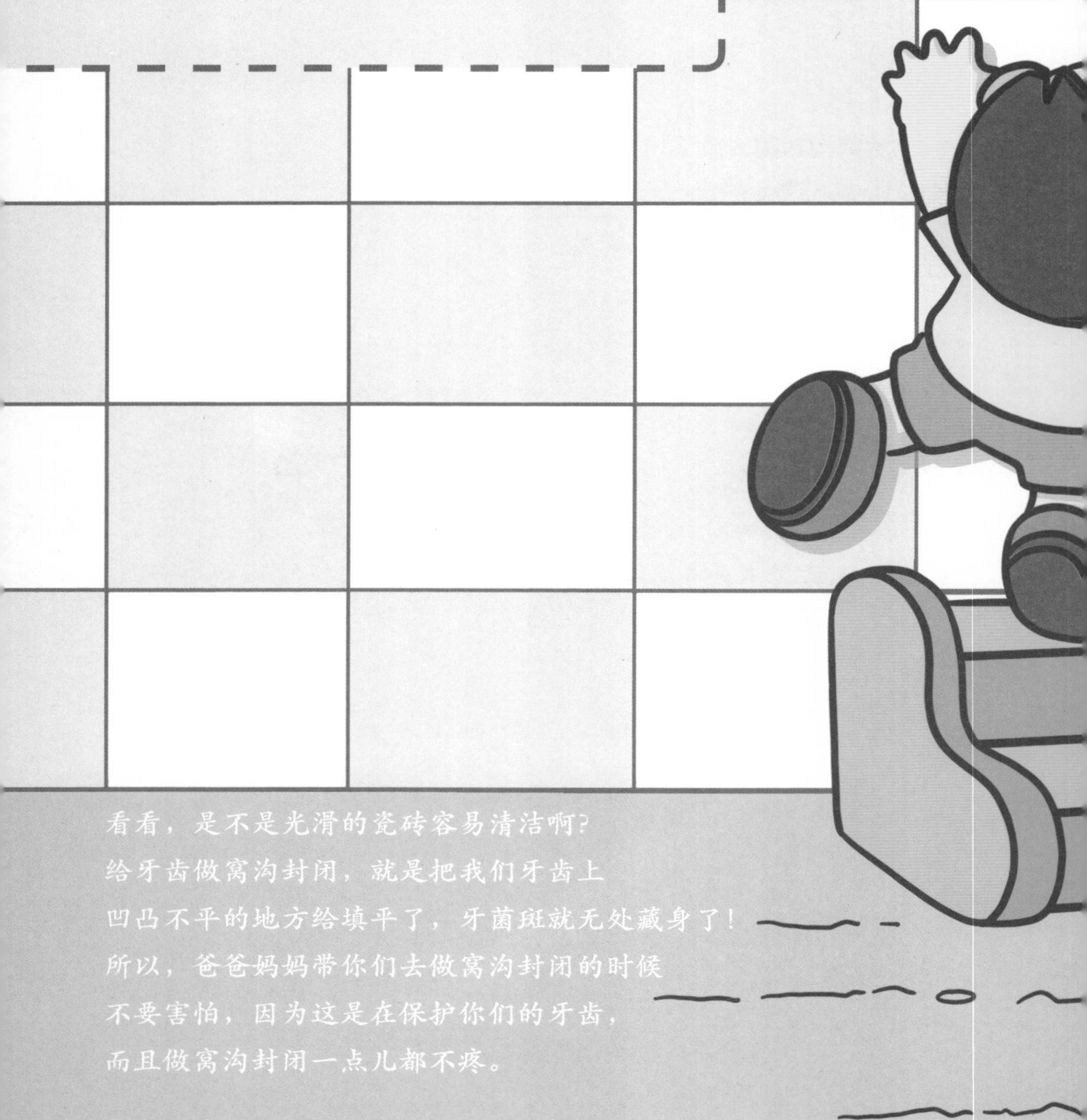

看看，是不是光滑的瓷砖容易清洁啊？
给牙齿做窝沟封闭，就是把我们牙齿上
凹凸不平的地方给填平了，牙菌斑就无处藏身了！
所以，爸爸妈妈带你们去做窝沟封闭的时候
不要害怕，因为这是在保护你们的牙齿，
而且做窝沟封闭一点儿都不疼。

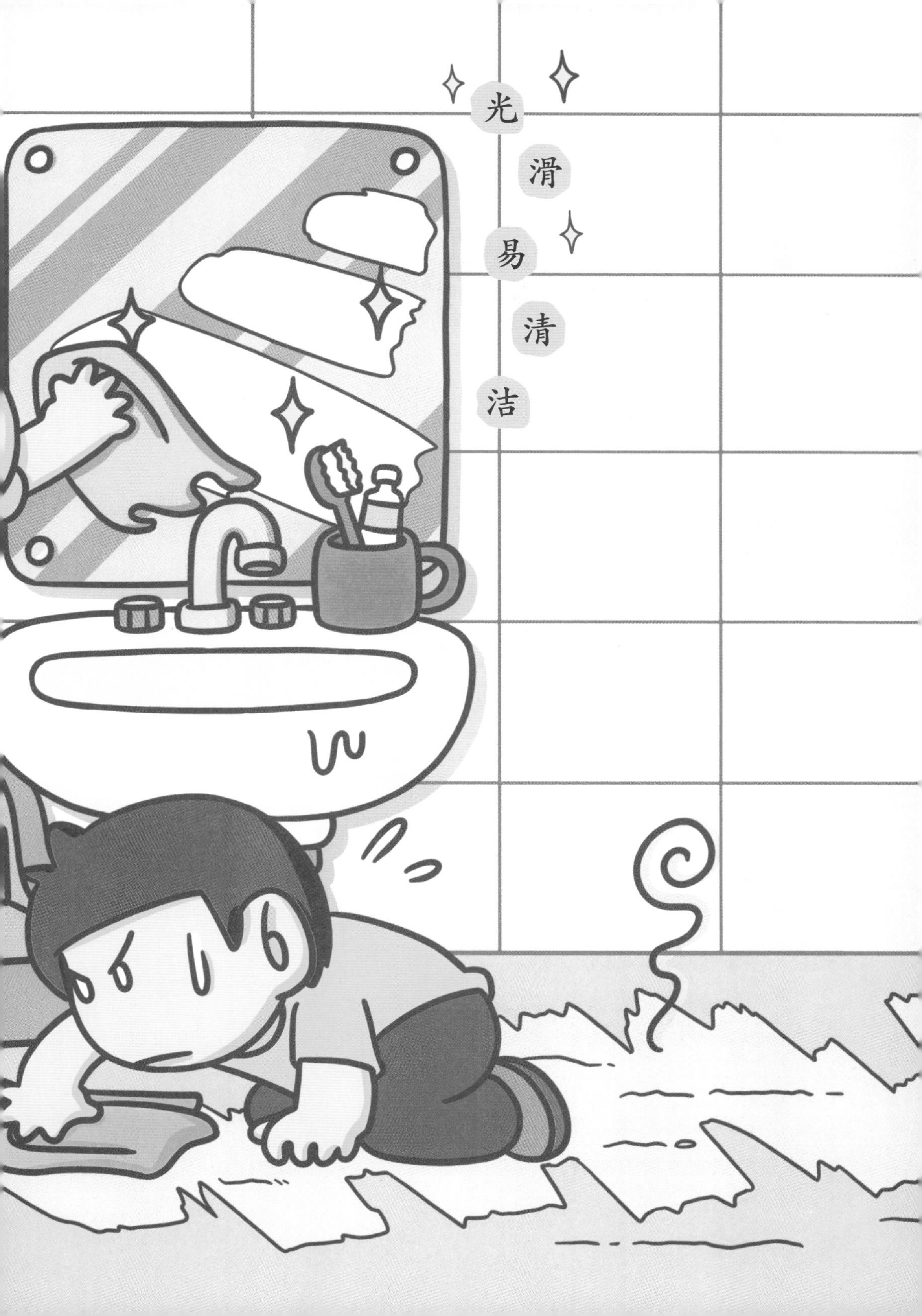
光滑易清洁

做窝沟封闭的时机

有深窝沟的乳磨牙，恒牙的前后磨牙都可以做窝沟封闭。通常情况下做窝沟封闭的时机为：

乳磨牙：3～4岁
六龄牙：7～8岁
恒双尖牙、第二恒磨牙：11～13岁

如果孩子的口腔卫生差，或者有患龋高风险，可以**提前**做窝沟封闭。早期预防。

科学喂养，正确选择食物

按时添加辅食，多吃蔬菜、水果，少吃含糖的食物，还要注意控制吃零食的次数。

减少吃甜食和零食的次数

牙菌斑最喜欢糖了，因为糖能够让附着在牙面上的牙菌斑快速产酸，使牙菌斑**代谢**变得非常**活跃**，而牙菌斑代谢活跃，直接的后果就是导致龋齿。

所以，经常吃糖，就等于给牙菌斑提供了促进它生长的营养剂，那它还不疯长，在牙齿上“凿洞”啊！

专业人员曾经做过实验，对吃甜食前和吃甜食后的口腔牙菌斑和唾液的 pH 进行检测，结果发现，糖类黏食可使口腔中的 pH 迅速下降，使口腔长时间处于酸性环境，而酸性环境会破坏牙釉质，时间长了会导致牙齿脱矿，出现龋洞。

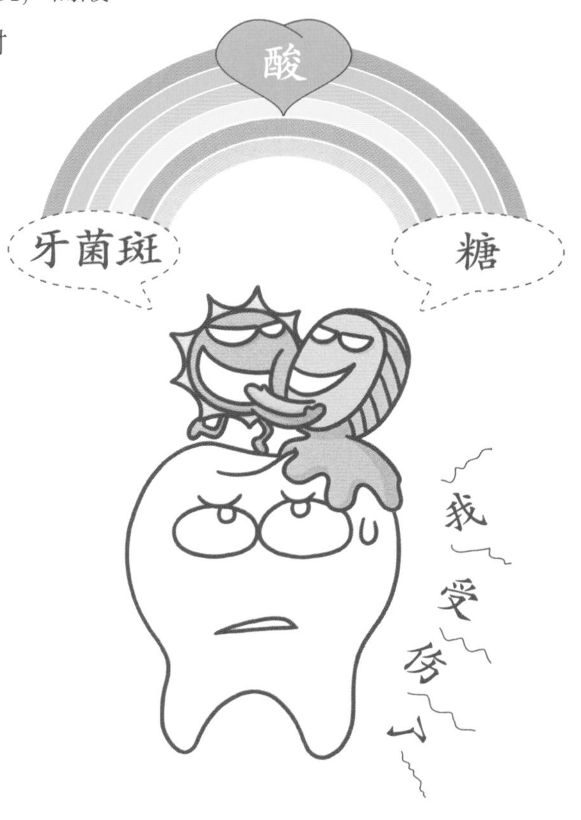

开心很重要

牙菌斑从产酸到被自然清除，一般需要30分钟左右的时间，所以，吃甜食的**次数**要少，吃的时间**间隔要长**一些，避免口腔经常处于酸性环境，尤其是睡觉前，不要吃东西，尤其是甜食。最好一天给孩子吃**两次**零食，尽量选择蔬菜、水果等纤维素多的、含糖量少的食物。吃完后要喝水**漱口**，冲淡口腔中的pH浓度，否则牙釉质长期处于酸性环境中，容易脱矿，出现白斑、龋洞。

当然了，也不能完全拒绝孩子吃甜食，因为一定量的糖是孩子生长发育的需要，而且也不能完全剥夺孩子**享受甜食**的乐趣，否则会影响孩子的心理健康。

第六章

牙外伤的紧急应对和防护措施

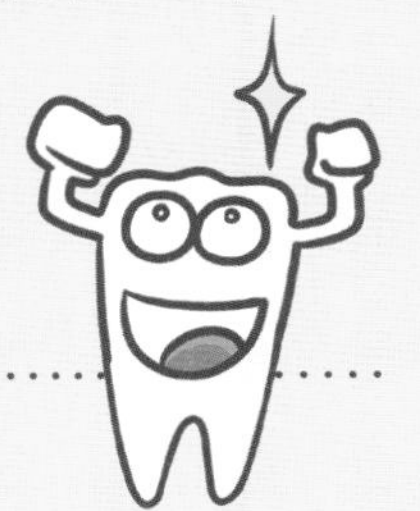

牙外伤的危害

1 影响牙齿的功能。

乳牙受伤可不仅仅是乳牙本身受到伤害，还会**影响恒牙**的正常发育和牙齿的正常功能。因为恒牙已经早早潜伏在每个乳牙的下面了，乳牙在受到外力撞击时，力量会传导到恒牙胚，直接波及下面的继承恒牙，对继承恒牙胚造成不同程度的伤害。

2 影响唇面部的发育和美观。

牙齿是面部充分暴露部分，是人的第二面孔，如果孩子的牙齿因受伤而缺失，不仅会导致牙列不整齐，还会引起**面部塌陷**，进而影响到面部的发育和美观。

3 影响孩子的社会交往和心理健康。

孩子的牙齿缺失，会引起其他小朋友的好奇甚至嘲笑，导致他产生**自卑感**，社会交往和心理健康都会受到影响。

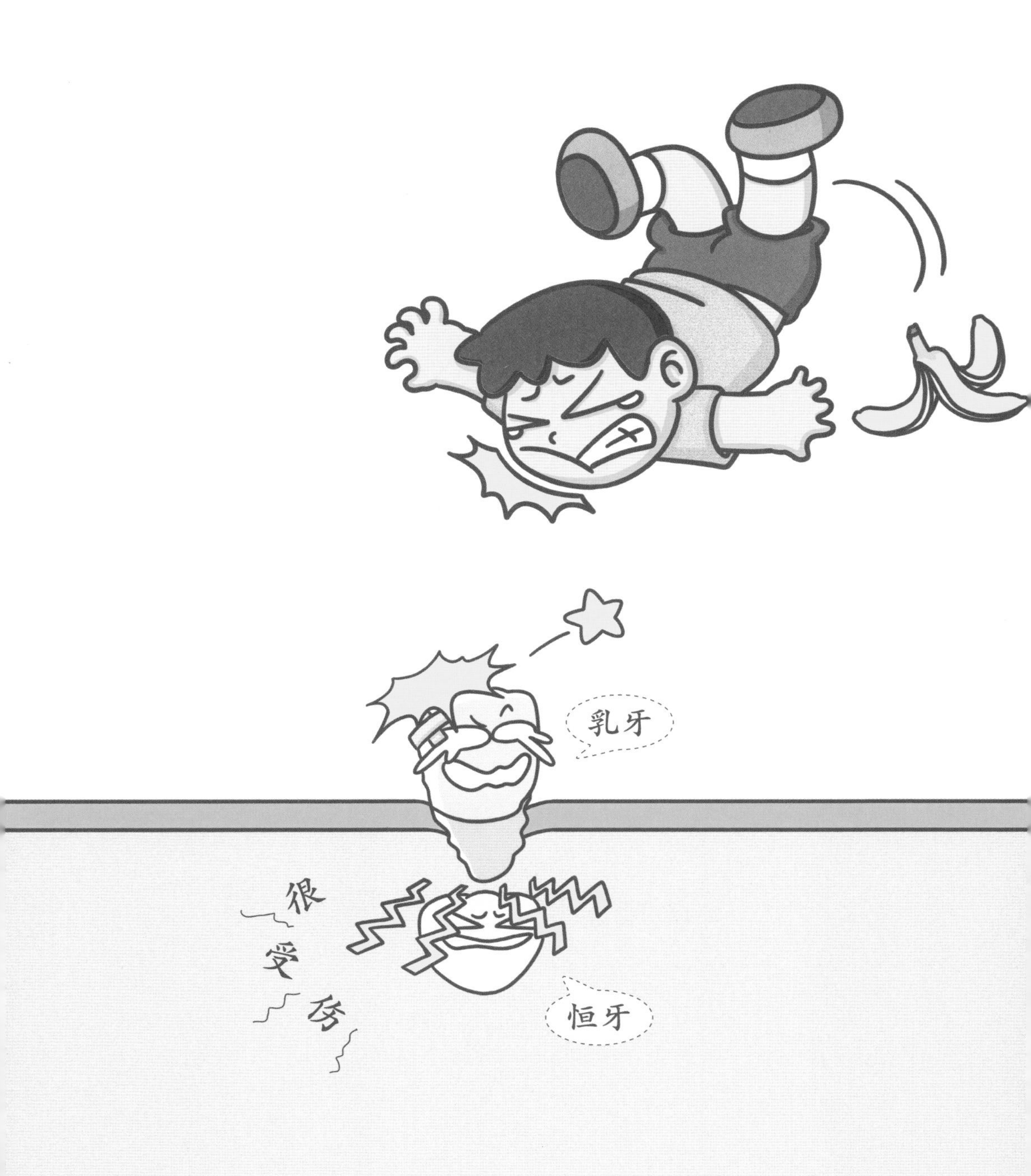
乳牙
很受伤
恒牙

牙外伤的紧急应对

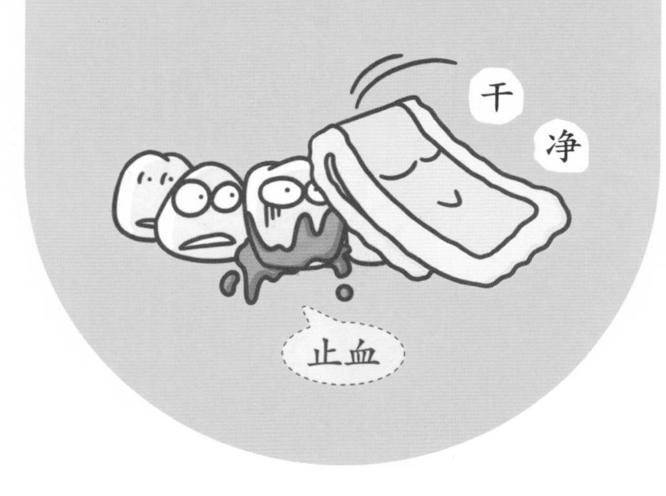

1 清洗伤口。

孩子的牙齿受伤后，周围的牙龈可能会出血，这时要用干净的纱布或手绢压在伤口进行**压迫止血**。

2 立即就诊。

无论是乳牙受伤还是恒牙受伤，都要马上到医院的儿童口腔科或急诊科就诊。

---

3 保护好脱落的牙齿。

乳牙全脱出，一般不需要进行再植处理。但如果是**恒牙**完全脱出，一定要**保护好**脱落的牙齿，并马上带孩子到医院，医生会将脱出的牙再**植回去**。牙齿脱出牙槽窝的时间越短，再植的成功率越高，15 ～ 30 分钟是再植的**黄金时间**，在这段时间内再植回去成功率很高，时间拖得越久，再植的成功概率就越小。

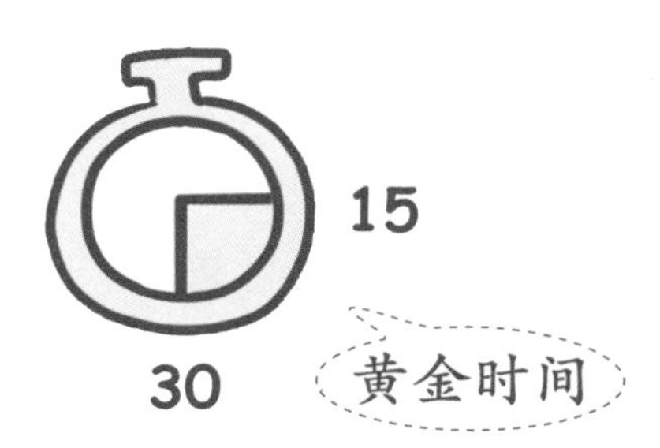

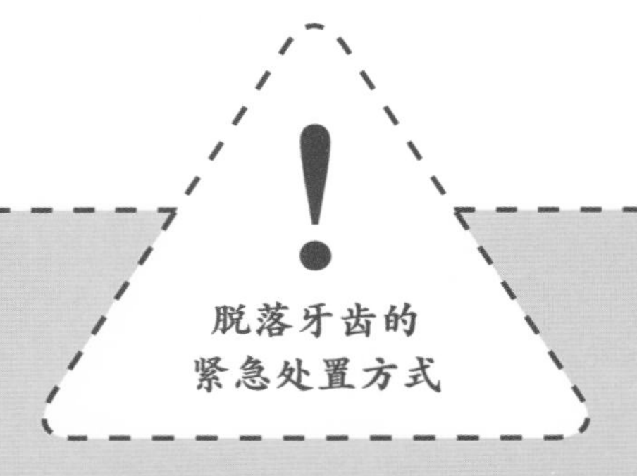

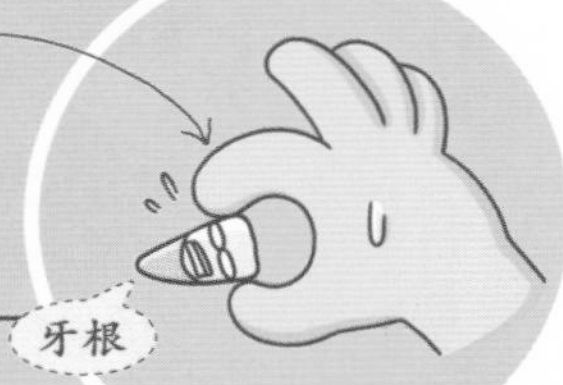

● 迅速捡起脱落的牙齿，要 拿着牙冠 ，
不要碰牙根。

● 马上用生理盐水冲洗牙齿 **1 分钟**。
如果没有生理盐水，可用自来水冲洗，洗掉
牙齿上的脏东西。

● 将牙齿放进原来的牙槽内，让孩子轻轻咬牙，闭
着嘴，立即去医院。

● 如果孩子年龄较小，或家长不敢把牙齿放回到牙
槽里，可把牙齿泡在 **4℃** 左右的**鲜奶**（最好是不
含糖的**脱脂纯牛奶**）中或生理盐水中，立即去医院，
由医生处置。

特别提醒

如果没有鲜奶或生理盐水，家长可以把牙齿含在舌下，以保护牙周膜的活性。千万不能把牙齿包在纸里，这样做会使牙齿表面的牙周膜干枯，导致再植牙失败。

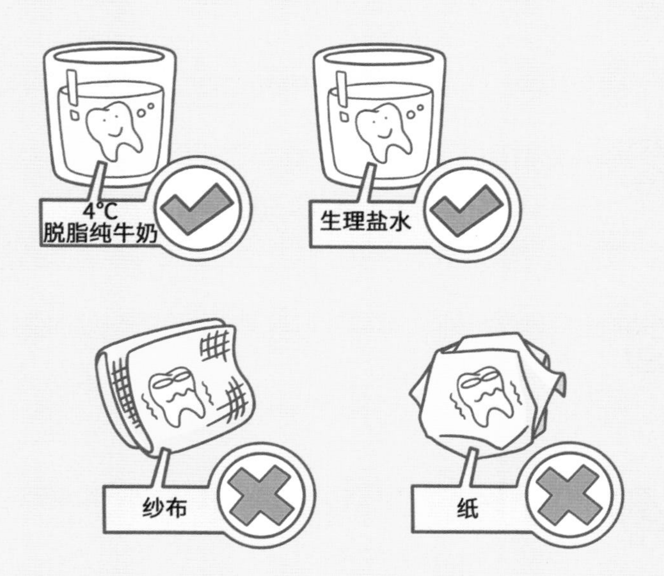

牙外伤的预防

1 要看护好孩子，避免孩子因摔倒、磕碰、交通事故等造成牙齿损伤。

2 尽量给孩子营造一个安全的环境，孩子在玩游乐设施和体育设施时，要做好保护工作。

3 家长要增强牙外伤防护的意识，掌握基本的牙外伤急救常识。

4 在孩子进行某些比较激烈的运动时，在牙医的指导下给孩子佩戴防护牙托。

第七章

牙齿排列不齐

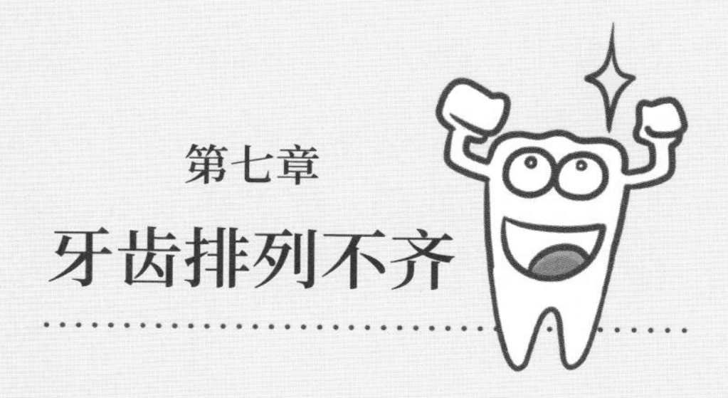

了解牙列替换的特点

1 牙缝大。

孩子在 3 ～ 5 岁时乳牙出齐，但在牙齿之间会有些**缝隙**，有的家长觉得孩子的牙缝大不美观，咨询牙医要不要矫正。看到孩子的大牙缝，牙医的反应和家长完全不同，他们告诉家长，孩子将来会有一口整齐的牙齿。医生称这些牙缝为**发育间隙**，因为将要替换萌出的恒牙比乳牙要宽得多，有了这些发育间隙，才能使恒牙有生长的位置，能够排列整齐，不拥挤。

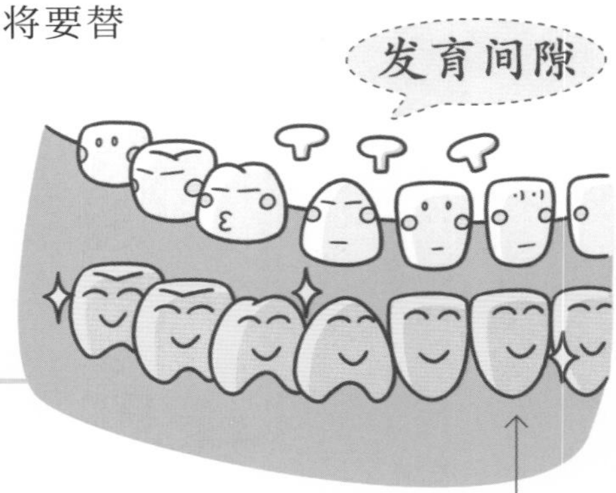

2 换牙后牙齿黄，还有些歪。

孩子七八岁时，两个大门牙替换萌出，家长会发现，新换的牙大了好多不说，还发黄，有的孩子牙还有些歪，担心孩子新换的牙不正常。其实，这些都是孩子换牙时出现的正常现象。因为**恒牙**的色泽就是比乳牙**稍黄**，形状也要比乳牙大。而且由于邻牙未萌，压迫侧切牙，所以新换的门牙不能萌出到正常位置，随着邻牙的萌出，门牙自然就会移到它应该在的位置了。

不良口腔习惯导致牙列不齐

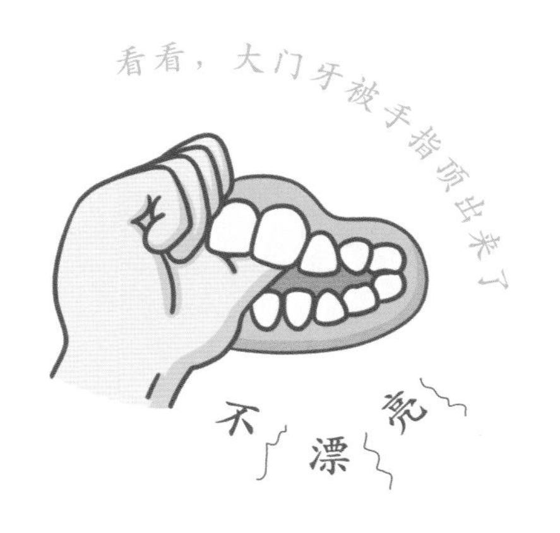

吮指习惯

一般孩子在 2 ～ 3 岁时有吮指习惯，可认为是正常的生理活动，但有的孩子持续吃手到 6 岁，甚至更长时间。孩子吸吮手指的力量是很大的，时间长了，会造成严重的牙颌畸形，如上颌前突。

舌习惯

孩子在换牙期，常常不自觉地用舌尖去舔松动的牙齿、乳牙残根以及刚萌出的恒牙，久而久之就形成了舌习惯，导致上下前牙闭合不了，形成开骀。

唇习惯

孩子有时因为情绪不安等因素，会下意识地咬上嘴唇或下嘴唇，如果形成习惯，会影响牙齿美观。

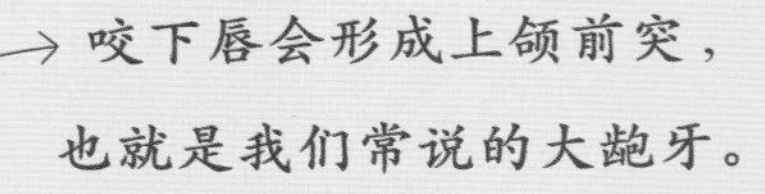

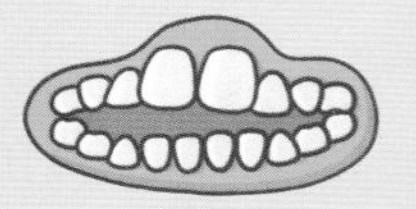

咬上唇会形成反殆，
也就是我们常说的地包天。

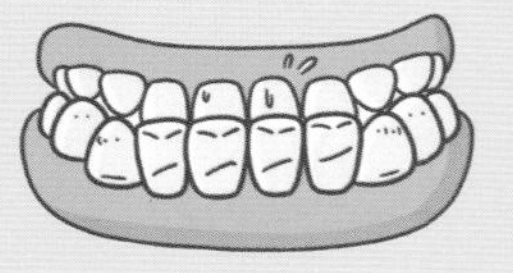

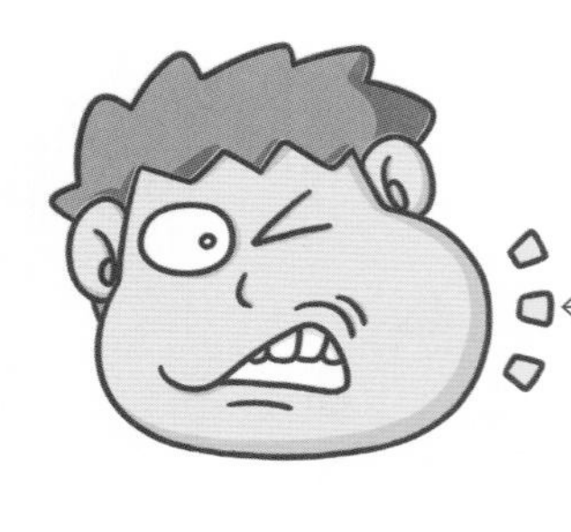

偏侧咀嚼

孩子如果一侧有缺牙或有严重龋齿，因为牙齿疼痛，只用好的一侧牙咀嚼，时间长了，这一侧的咀嚼肌发达，骨骼生长活跃，而另一侧则相反，孩子就会出现面部发育不对称，一侧脸大，一侧脸小。

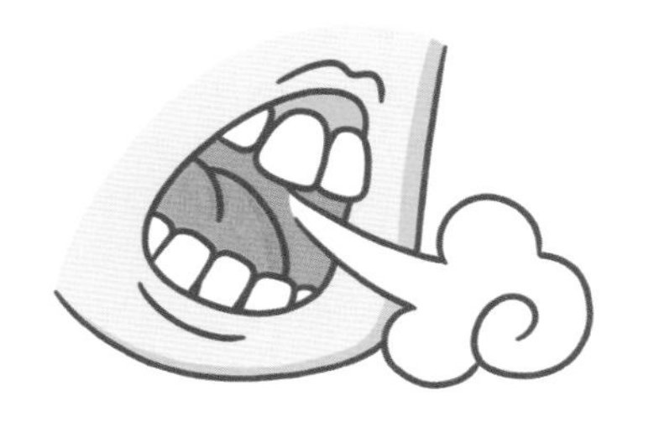

口呼吸

有的孩子因为鼻部有疾患，比如扁桃体肥大、鼻窦炎等，**鼻子经常不通气**，所以不得不用嘴呼吸。长此以往，会导致口腔压力加大，鼻腔压力减小，从而影响口腔发育，造成上前牙前突，形成大龅牙。

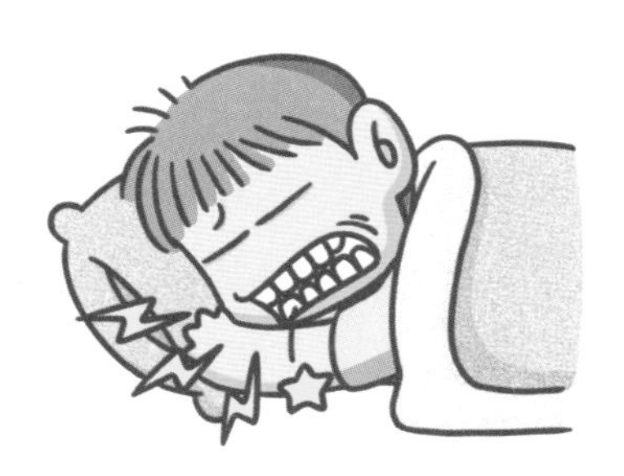

夜磨牙

孩子晚上睡觉时经常磨牙，会导致乳牙和恒牙**过度磨损**，形成深覆𬌗。

乳牙反殆，尽早矫正

正常情况下，我们的上牙要比下牙位置靠前一些，如果下牙的位置反而比上牙靠前，下颌明显前突，就是乳牙反殆，也就是地包天。

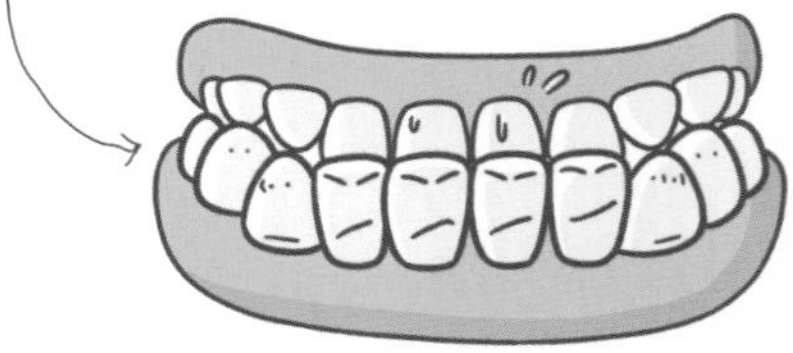

孩子出现乳牙反殆要早治疗，这样有利于上、下颌骨的正常发育和颜面的美观，保证牙齿的功能正常，也能避免孩子因牙齿排列异常导致的心理问题。乳前牙反殆一般在孩子的 3 ～ 6 岁，能接受治疗时就要开始进行。

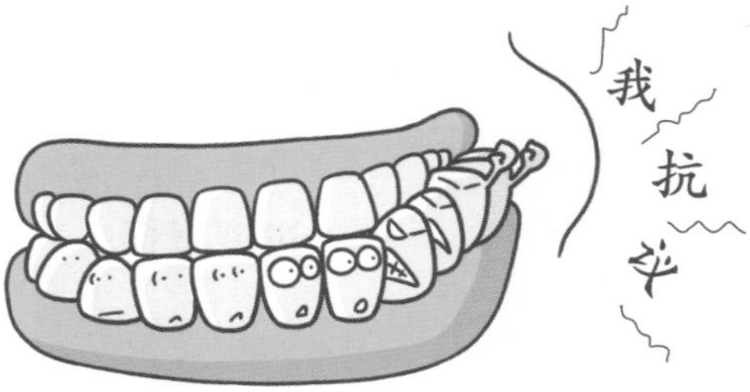

乳后牙反殆同样会影响孩子正常的**咀嚼功能**及上、下颌骨的正常发育，使得颜面不对称，要早期看牙医，及时治疗。

第八章

定期看牙医

什么时候看牙医？

● 孩子出第一颗牙后就应该去看牙医，让医生全面检查孩子的牙齿发育情况。

● 以后至少每半年去看一次牙医，如果孩子已经患龋齿，或有患龋的高风险，要每 3 个月看一次牙医。

● 很多家长认为孩子出现牙疼、牙肿、碰伤等问题时才需要看牙医，这是不正确的观点。

● 应该定期看牙医，预防牙齿出现问题，而不是等牙齿出了问题再看牙医。

牙医会给孩子哪些帮助?

● 全面了解孩子的健康状况，平时刷牙、牙线的使用情况，孩子的饮食结构及喂养方式、饮食习惯，进而评估孩子患龋的风险。

● 检查孩子的口腔保健做得如何，需要的时候会给孩子的牙齿做彻底清洁。

● 指出家长在给孩子清洁牙齿时做得不足和不当的地方。教会家长如何给孩子有效刷牙、用牙线，也教给大一些的孩子如何正确刷牙。同时要教会家长培养孩子良好的饮食习惯。

● 必要时做 X 片检查。两颗牙齿相接的邻面龋坏用器械查不到，拍 X 片可以早期发现，早期治疗，痛苦小，花钱少，效果好，操作简单。X 片检查还能发现牙齿发育异常，如先天缺牙、多生牙等，早发现、早干预，有利于牙齿整齐排列。这类 X 片检查放射量很小，对身体造成的影响可以忽略不计。

● 检查孩子的口腔疾患。牙医通过检查，能发现孩子是否有牙周、口腔黏膜方面的问题，牙齿萌出和替换是否正常，牙齿咬合、颌骨等是否异常，特别是关注孩子有没有口腔不良习惯及错殆畸形，及时予以早期预防、早期矫正。

● 采取早期预防措施。比如给孩子的牙齿涂氟，给乳、恒磨牙做窝沟封闭。

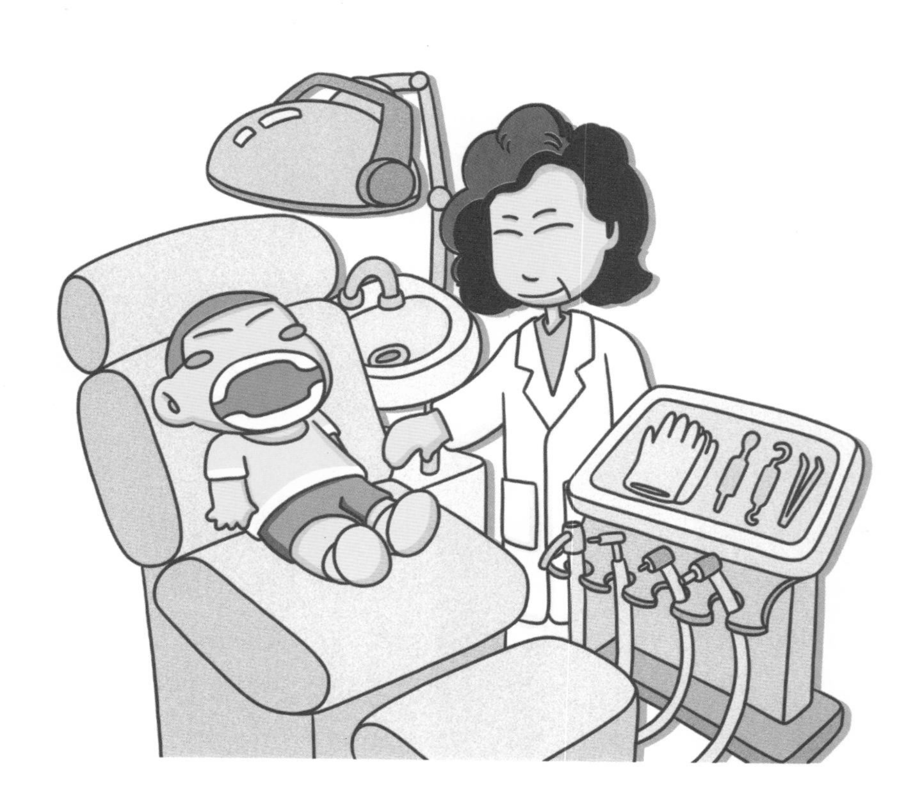

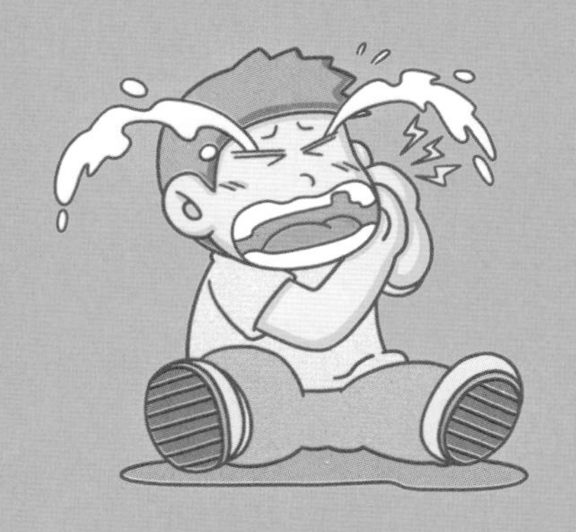

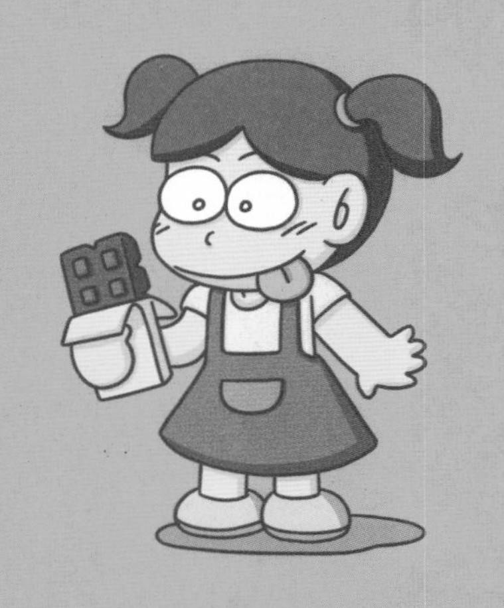